PRÁTICA BASEADA EM EVIDÊNCIAS

Nota

A medicina é uma ciência em constante evolução. À medida que novas pesquisas e a experiência clínica ampliam o nosso conhecimento, são necessárias modificações no tratamento e na farmacoterapia. Os editores desta obra consultaram as fontes consideradas confiáveis, num esforço para oferecer informações completas e, geralmente, de acordo com os padrões aceitos à época da publicação. Entretanto, tendo em vista a possibilidade de falha humana ou de alterações nas ciências médicas, nem os editores nem qualquer outra pessoa envolvida na preparação ou publicação desta obra garantem que as informações aqui contidas sejam, em todos os aspectos, exatas ou completas. Os leitores devem confirmar estas informações com outras fontes. Por exemplo, e em particular, os leitores são aconselhados a conferir a bula de qualquer medicamento que pretendam administrar, para se certificar de que a informação contida neste livro está correta e de que não houve alteração na dose recomendada nem nas contraindicações para o seu uso. Esta recomendação é particularmente importante em relação a medicamentos novos ou raramente usados.

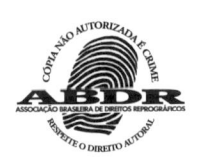

L333n   Larrabee, June H.
       Nurse to nurse : prática baseada em evidências :
    em enfermagem / June H. Larrabee ; tradução:
    Marcela Zanatta ; revisão técnica: Lúcia Marta Giunta da Silva.
    – Porto Alegre : AMGH, 2011.
    250 p. ; 12 x 20 cm. – (Nurse to nurse)

    ISBN 978-85-63308-91-7

    1. Enfermagem – Prática. I. Título.

                                                    CDU 616-083

Catalogação na publicação: Ana Paula M. Magnus – CRB 10/2052

June H. Larrabee, PhD, RN
Professora, West Virginia University School of Nursing.
Investigadora clínica, West Virginia Universsity Hospitals,
Morgantown, West Virginia

Nurse to Nurse
PRÁTICA BASEADA EM EVIDÊNCIAS
EM ENFERMAGEM

Tradução:
Marcela Zanatta

Consultoria, supervisão e revisão técnica desta edição:
Lúcia Marta Giunta da Silva
Doutora em Enfermagem pelo Programa de Pós-graduação do Departamento
de Enfermagem da Universidade Federal de São Paulo (UNIFESP).
Mestre em Enfermagem pela Escola de Enfermagem da Universidade
de São Paulo (EEUSP).
Especialista em Oncologia e Gerenciamento em Enfermagem pela Escola de
Enfermagem do Hospital Israelita Albert Einstein (FEHIAE).
Gerente de Enfermagem do Hospital do Rim e Hipertensão –
Fundação Oswaldo Ramos.

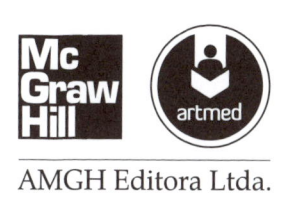

AMGH Editora Ltda.
2011

Obra originalmente publicada sob o título *Nurse to Nurse Evidence-Based Practice: Expert Interventions*, 1st Edition.

ISBN 0071493727 / 9780071493727

Copyright © 2009, The McGraw-Hill Companies, Inc.
All rights reserved.
Portuguese-language translation copyright © 2011 AMGH Editora Ltda.
All rights reserved.

Capa: Mário Röhnelt
Preparação de originais: Renata Baum Ortiz
Leitura final: Juçá Neves da Silva
Editora sênior - Biociências: Cláudia Bittencourt
Assistente editorial: Dieimi Lopes Deitos
Editoração eletrônica: VS Digital

Reservados todos os direitos de publicação, em língua portuguesa, à
AMGH Editora Ltda. (AMGH EDITORA é uma parceria entre
ARTMED Editora S.A. e MCGRAW-HILL EDUCATION).
Av. Jerônimo de Ornelas, 670 - Santana
90040-340 Porto Alegre RS
Fone (51) 3027-7000 Fax (51) 3027-7070

É proibida a duplicação ou reprodução deste volume, no todo ou em parte, sob quaisquer formas ou por quaisquer meios (eletrônico, mecânico, gravação, fotocópia, distribuição na Web e outros), sem permissão expressa da Editora.

SÃO PAULO
Av. Embaixador Macedo Soares, 10.735 - Pavilhão 5
Cond. Espace Center Vila Anastácio 05095-035 São Paulo SP
Fone (11) 3665-1100 Fax (11) 3667-1333

SAC 0800 703-3444

IMPRESSO NO BRASIL
PRINTED IN BRAZIL

Este livro é dedicado a todos os enfermeiros
que querem fazer a diferença e a seus
pacientes – do passado, do presente e do futuro.

Este livro também é dedicado à amada memória de
minha filha, Lauralee Kathryn (Kathy) Larrabee.

Agradecimentos

Escrever um livro e, ao mesmo tempo, manter as responsabilidades profissionais e pessoais não é tarefa simples. Por essa razão, em primeiro lugar agradeço àqueles que me apoiaram emocionalmente e me encorajaram durante esse processo. Este livro não teria sido escrito sem o encorajamento e apoio de meu melhor amigo e marido, James Larrabee. Sou profundamente grata pelo incentivo que recebi de Dorothy Oakes, Georgia Narsavage, E. Jane Martin e Susan McCrone. Como sempre, sou grata pelo amor e pelas preces de minha mãe, Barbara F. Hansen, e de minha irmã, Helen Hansen. O amor de muitos outros familiares me sustentou durante os tempos difíceis, incluindo o de meus outros irmãos: Stephen A. Miller (falecido), Arie Miller, Kathryn Cowan e Keith Hansen. Muitos agradecimentos aos queridos primos de meu marido, que me ofereceram grande apoio: Barbara Ann Gillis, Kathe McKnight e Debbie Walker. Finalmente, sou grata a meu falecido pai, Glenn Arthur Hansen, por inúmeras razões, incluindo a frase que me disse quando eu estava no último ano do colegial: "Você pode fazer qualquer coisa que decidir fazer". Eu acreditei nele. E isso fez toda a diferença do mundo.

Também agradeço àqueles que me deram oportunidades para desenvolver conhecimento e habilidade que, afinal, me prepararam para escrever este livro. Mais notadamente, Norma Mash, Lynn Smith, Joan Salmon, Michael A. Carter, Veronica Engle, Marie Ray Knight, E. Jane Martin, Michelle A. Janney, Dorothy W. Oakes e Mary Ann Rosswurm. Em Mary Ann, tenho uma colega especial graças a nosso mútuo interesse em liderar programas que ajudam os enfermeiros a aprimorar a qualidade do cuidado, pelo uso das melhores evidências disponíveis. Agradeço aos enfermeiros dos hospitais da West Virginia University, que têm colaborado comigo, desde 1998, em conduzir nosso programa de pesquisa em enfermagem para o sucesso: Mary Lynne Withrow, Mary F. Fanning, Jackie Sions, Christine Daniels e Andrea Ferretti. Muitos enfermeiros colaboraram entre si e com pessoas de outras áreas para alcançar as mudanças da prática baseada em evidências em diversos aspectos do cuidado. Eles estão gratos e orgulhosos por saberem que seu trabalho contribuiu para que os hospitais da West Virginia University recebessem a certificação *Magnet** em 2005. Estou orgulhosa de suas realizações e sei que podem continuar obtendo sucesso, assim como muitos outros enfermeiros, de diferentes lugares, que fazem sua jornada até a prática baseada em evidências. Todos nós devemos isso a nossos pacientes e a nós mesmos.

---

* N. de R.T.: The Magnet Program®, programa de certificação desenvolvido pela American Nurses Credentialing (EUA), cujo objetivo é certificar (reconhecer) organizações de saúde que proporcionam condições para o desenvolvimento de um serviço de enfermagem com excelência.

Prefácio

De maneira muito rápida, a prática baseada em evidências está se tornando um objetivo para muitos enfermeiros e líderes de enfermagem. Para alcançá-la, é necessário torná-la um objetivo estratégico da organização e seguir um processo sistemático. Existem na literatura diversos modelos de prática baseada em evidências, que têm sido aplicados com sucesso por equipes de enfermeiros para realizar as mudanças que essa prática requer. Para ter sucesso na aplicação desses modelos, os enfermeiros devem adquirir conhecimentos e habilidades que anteriormente não possuíam.

Este livro destina-se a ajudar esses profissionais na aquisição do novo conhecimento e das habilidades necessárias para participar de projetos de prática baseada em evidências e, com experiência, liderá-los. As propostas deste livro são descrever essa prática e a forma como aplicar os passos no Modelo para Mudança da Prática Baseada em Evidências. Esse modelo é uma versão revisada e atualizada do Modelo para Mudança para a Prática Baseada em Evidências.*

O modelo original baseava-se em literatura teórica e empírica sobre a teoria da mudança, a utilização da pesquisa e a prática baseada em evidências. Refletia a experiência independente dos autores na liderança de enfermeiros para a utilização da pesquisa em diferentes hospitais de cuidados críticos. Os autores do modelo original também colaboraram no teste do Modelo para Mudança para a Prática Baseada em Evidências. Desde sua publicação, o modelo original tem sido aplicado por muitas equipes de enfermeiros, bem como por profissionais de outras áreas, em diferentes ambientes de trabalho, a fim de realizar as mudanças preconizadas por essa prática. As alterações encontradas no Modelo para Mudança da Prática Baseada em Evidências têm por base a experiência da autora com a orientação de enfermeiros na utilização do Modelo para Mudança para a Prática Baseada em Evidências, desde sua publicação, em 1999, e a experiência de enfermeiros que aplicaram o modelo. O

---

* Rosswurm MA, Larrabee JH. A model for change to evidence-based practice. *Image J Nurs Sch*. 1999; 31 (4): 317-322.

modelo revisado também reflete a experiência da autora como líder de programas de melhoria de qualidade em enfermagem e incorpora conceitos da melhoria contínua de qualidade.

O objetivo deste livro é servir como fonte para os enfermeiros diretamente envolvidos no cuidado, em qualquer ambiente de assistência à saúde, para que colaborem entre si, bem como com representantes de outras disciplinas, na realização de mudanças sistemáticas para a prática baseada em evidências.

Também será útil a estudantes de enfermagem de cursos de especialização e especialistas, à medida que eles desenvolvem habilidades para liderança e orientação de enfermeiros na mudança para a prática baseada em evidências. Ele contém informações básicas para a busca da excelência no cuidado com a saúde, o movimento da prática baseada em evidências, uma descrição do Modelo para Mudança da Prática Baseada em Evidências, detalhes específicos sobre as atividades em cada etapa do modelo, amostra de instrumentos que podem ser utilizados nas etapas específicas e referências de literatura impressa e digital. A discussão sobre a aplicação das etapas do modelo integra evidências da ciência translacional a respeito de estratégias efetivas para a mudança, a utilização de instrumentos para a melhoria contínua de qualidade e o trabalho em equipe. Casos e exemplos ilustram os conceitos discutidos e as etapas do modelo. A fim de oferecer um exemplo de desenvolvimento progressivo ilustrando as seis etapas do modelo, em cada capítulo que descreve essas etapas é apresentado um caso fictício de um projeto de prática baseada em evidências para um paciente com insuficiência cardíaca crônica.

Participar da mudança para a prática baseada em evidências requer novas aprendizagens para muitos enfermeiros. Apesar disso, a eles é dada a oportunidade de ter controle sobre sua prática – algo que muitos valorizam. Obter sucesso na realização dessas mudanças é pessoalmente recompensador e, para muitos profissionais, gera entusiasmo em relação às futuras oportunidades para melhorar tanto a prática como os resultados dos pacientes.

Sumário

Capítulo 1 A jornada até a excelência no cuidado ao paciente 13

Capítulo 2 O Modelo para Mudança da Prática Baseada em Evidências 33

Capítulo 3 Etapa 1: Avaliar a necessidade de mudança da prática 49

Capítulo 4 Etapa 2: Localizar as melhores evidências 93

Capítulo 5 Etapa 3: Fazer uma análise crítica das evidências 165

Capítulo 6 Etapa 4: Projetar a mudança da prática 191

Capítulo 7 Etapa 5: Implementar e avaliar a mudança da prática 213

Capítulo 8 Etapa 6: Integrar e manter a mudança da prática 223

Glossário 235

Índice 243

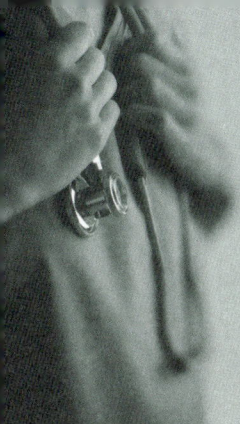

Capítulo 1
A JORNADA ATÉ A EXCELÊNCIA NO CUIDADO AO PACIENTE

- **A EXCELÊNCIA COMO META NO CUIDADO DE ENFERMAGEM**
  - Considerações éticas
  - Meta dos enfermeiros assistenciais
  - Meta dos líderes das divisões de enfermagem
  - Meta das organizações profissionais de enfermagem

- **FATORES QUE INFLUENCIAM A HABILIDADE DE PRESTAR UM CUIDADO EXCELENTE**
  - Nível do sistema
    - Licença profissional
    - Acreditação do programa de educação
    - Acreditação da organização de assistência à saúde
    - Iniciativas políticas
    - Melhoria de qualidade
    - Utilização de pesquisa
    - Prática baseada em evidências (PBE)
  - Nível organizacional
  - Nível individual

A EXCELÊNCIA COMO META NO CUIDADO DE ENFERMAGEM

Considerações Éticas

Os enfermeiros buscam a excelência na assistência à saúde desde que Florence Nightingale começou a estudar os resultados dos processos de cuidado ao paciente nos anos 1860.[1,2] Subsequentemente, os profissionais da saúde têm lançado várias iniciativas para melhorar a qualidade do cuidado. Defender a prática baseada em evidências (PBE) é uma iniciativa um tanto recente com comprovada eficácia em melhorar a qualidade do cuidado e os resultados dos pacientes.

Diversos autores tentaram definir a qualidade do cuidado. A definição do Institute of Medicine é: "O grau em que os serviços de saúde prestados ao indivíduo e às populações aumenta a probabilidade de se atingir os resultados desejados em saúde e é consistente com o conhecimento profissional atual".[3] A seguir, uma definição de qualidade sintetizada de perspectivas éticas e econômicas:

> Qualidade é a presença de atributos socialmente aceitos, desejados no âmbito da multifacetada experiência holística de ser e fazer. A qualidade abrange pelo menos quatro conceitos inter-relacionados: valor, beneficência, prudência e justiça. Valor é definido como: (a) algo desejado intrinsecamente; (b) valor, utilidade ou importância relativos; e (c) um retorno justo em bens, serviços ou dinheiro por algo oferecido em troca. Beneficência é definida como a capacidade real ou potencial para (a) produzir o bem e (b) promover o bem-estar. A beneficência engloba a não maleficência. O bem-estar abrange o valor para o indivíduo, para grupos e para a sociedade, mas Aristóteles considerava o bem-estar geral da sociedade preeminente em relação ao bem-estar dos indivíduos. Prudência é definida como: (a) um bom julgamento ao estabelecer metas realistas e (b) um bom julgamento e uma boa habilidade na utilização de recursos individuais para atingir metas. Justiça é definida como ser justo, o que inclui os dois componentes seguintes: (a) justiça distributiva, que utiliza recursos comuns proporcionalmente à contribuição individual para esses recursos e (b) justiça corretiva, que corrige uma injustiça encontrando o meio entre os extremos perda e ganho.[4, p. 356]

Essa definição de qualidade integra os princípios éticos de valor, beneficência, prudência e justiça e, quando aplicada ao cuidado de saúde, pode-se inferir que a busca de uma assistência de alta qualidade ou excelente é uma obrigação ética tanto dos enfermeiros como de outros profissionais da saúde. Os princípios éticos de beneficência e justiça são a base do Código de Ética de Enfermagem da American Nurses Association (ANA), junto com os princípios éticos do respeito, de não maleficência, da fidelidade e da autonomia.[5] Os enfermeiros são responsáveis por cumprir integralmente suas responsabilidades éticas para beneficiar o receptor do cuidado e não causar o mal. A versão mais recente do Código de Ética especifica que esse código se aplica a "todos os enfermeiros, em todos os papéis, em todos os ambientes de trabalho".[5, p. 6] Devido a todas essas obrigações éticas, os enfermeiros assistenciais, os enfermeiros líderes e as organizações profissionais de enfermagem possuem metas de qualidade de cuidado. Contudo, o alcance da alta qualidade no cuidado e dos melhores resultados do paciente, em muitas situações, se encontra em atraso em razão dos longos intervalos entre a disseminação dos achados de pesquisa e a adoção das mudanças na prática.[6-9] Esforços deliberados, conscientes, são necessários para o sucesso na busca da prática baseada em evidências.

Meta dos Enfermeiros Assistenciais

Os enfermeiros assistenciais têm a meta pessoal de fornecer o melhor cuidado a seu paciente em cada encontro. Quando percebem que podem alcançar essa meta e ter controle sobre sua prática, eles passam pela experiência da satisfação profissional, com maior probabilidade de desejarem permanecer com seu empregador.[10,11] Quando percebem que isso não é possível e que a razão para tal são os problemas no ambiente de trabalho, os enfermeiros passam pela experiência da insatisfação profissional e há mais probabilidade de procurarem outro local de trabalho. A alta rotatividade, ou alto *turnover*, de enfermeiros compromete o ambiente de trabalho devido à perda de profissionais experientes e ao aumento da carga de trabalho dos que permanecem.

Meta dos Líderes das Divisões de Enfermagem

Os líderes de enfermagem também têm como meta assegurar que os pacientes recebam o melhor cuidado, pois essa é a coisa certa a ser feita. Diferentemente dos enfermeiros assistenciais, os líderes de enfermagem têm a responsabilidade fiscal como sua principal função. Eles devem emitir julgamentos sobre gastos com base na melhor informação disponível. Há bons indícios de que a mudança bem-sucedida para a prática baseada em evidências pode melhorar os resultados dos pacientes. Também existem indícios de que a liderança, o comprometimento e o apoio da alta direção contribuem para o sucesso da mudança para essa prática.[12] Por essas razões e para encorajar a permanência dos enfermeiros, os líderes de enfermagem devem estar motivados o bastante para fornecer o apoio necessário a fim de permitir que os enfermeiros busquem a prática baseada em evidências, fornecendo-lhes meios de terem algum controle sobre sua prática.

Meta das Organizações Profissionais de Enfermagem

As organizações profissionais de enfermagem foram criadas nos últimos 100 anos com a proposta de determinar padrões de excelência para a educação e a prática da disciplina de enfermagem como um todo ou de suas especialidades. Nos Estados Unidos, entre as organizações mais antigas estão a National League for Nursing (NLN)[13] e a ANA.[14] Uma das metas da NLN é liderar o estabelecimento de padrões de excelência para a educação em enfermagem. O *website* da ANA oferece diversos padrões de excelência da prática de enfermagem. Em relação aos padrões da prática, uma definição diz que são "declarações completas e precisas que descrevem o nível de cuidado ou desempenho comum à profissão de enfermagem pelo qual a prática de enfermagem pode ser julgada".[15] Uma subsidiária da ANA, o American Nurses Credentialing Center (ANCC), desenvolveu a certificação *Magnet* para reconhecer organizações de atendimento de saúde que fornecem cuidados de enfermagem.[16] As forças de atração que formam a base do programa de certificação incluem a busca da melhoria contínua de qualidade (CQI – *continous quality improvement*) e a prática baseada em evidências. A certificação *Magnet* tornou-se uma meta almejada por muitos líderes de enfermagem nos Estados Unidos como forma de manter seus enfermeiros e validar a excelência no cuidado ao paciente.

A Oncology Nursing Society (ONS) é um exemplo de organização de especialidade de enfermagem. Sua missão é promover a excelência em enfermagem oncológica e um cuidado de câncer de alta qualidade. Entre os recursos disponíveis no *website* da ONS, está uma página intitulada "Área de recursos em prática baseada em evidências", com *links* para informação educativa sobre essa prática e revisões de evidência (em inglês).[17] Outro exemplo de organização de especialidade de enfermagem é a American Association of Critical-Care Nurses (AACN), cuja missão é fornecer conhecimento especializado aos enfermeiros para que possam cumprir integralmente sua obrigação com os pacientes e suas famílias: oferecer cuidado excelente.[18] Diversos padrões da prática estão disponíveis no *website* da AACN. Existem muitas organizações de especialidades de enfermagem com missões similares e com recursos para seu grupo de profissionais.

A partir dessa breve discussão, está claro que todos os enfermeiros têm metas relacionadas à qualidade do cuidado. Existem fatores do sistema, da organização e individuais que influenciam a habilidade em fornecer um cuidado excelente.

FATORES QUE INFLUENCIAM A HABILIDADE DE PRESTAR UM CUIDADO EXCELENTE

Nível do Sistema

No nível macro, no sistema de saúde norte-americano, existem diversas iniciativas que têm a intenção de melhorar a qualidade e a segurança do cuidado. Tais iniciativas de qualidade têm sido tanto voluntárias quanto obrigatórias (legisladas). Elas enfocam:
- Licença profissional
- Acreditação do programa de educação
- Acreditação da organização de assistência à saúde
- Iniciativas políticas
- Melhoria contínua da qualidade
- Utilização de pesquisa
- Prática baseada em evidências

Licença profissional*

A intenção das licenças era estabelecer as qualificações dos profissionais e proteger o público.

- 1903: A Carolina do Norte foi o primeiro estado norte-americano a decretar uma lei de registro profissional.
- 1938: Nova York foi o primeiro estado norte-americano a
  - definir o âmbito da prática e
  - exigir licenciamento obrigatório

Todos os estados norte-americanos seguiram a lei e estabeleceram conselhos de enfermagem que têm como missão proteger a saúde da população por meio da garantia de uma prática de enfermagem segura. O conselho de cada estado determina os padrões e aprova escolas para o ensino de estudantes de enfermagem que os tornem capazes de prestar o exame do conselho norte-americano de licenciamento (National Council Licensure Examination). O conselho estadual monitora se as licenças estão de acordo com as leis estaduais e realiza ações contra licenças de enfermeiros que estejam participando de práticas pouco seguras.[19]

Acreditação do programa de educação

A acreditação voluntária de escolas de enfermagem iniciou pela American Society of Superintendents of Training Schools of Nurses, fundada em 1893 para estabelecer e manter padrões para as escolas de enfermagem.

- 1917: O nome mudou para a National League of Nursing Education.
  - Publicou o primeiro conjunto de padrões de currículo.
- 1952: A National League of Nursing Education juntou-se a duas outras organizações e tornou-se a National League for Nursing (NLN).
- 1952: O Departamento de Educação dos Estados Unidos reconheceu a NLN como organização de acreditação.

Em 1969, a American Association of Colleges of Nursing (AACN) foi fundada para

---

* N. de R.T.: Para saber sobre as legislações do exercício profissional da Enfermagem no Brasil consulte o COFEN - Conselho Federal de Enfermagem, www.portalcofen.gov.br

- "Estabelecer padrões de qualidade para o ensino de bacharéis e pós-graduados em enfermagem
- Auxiliar reitores e diretores na implementações desses padrões e
- influenciar a profissão de enfermagem para melhorar o cuidado à saúde"[20]

A AACN desenvolveu a Commission on Collegiate Nursing Education (CCNE), que é uma agência de acreditação cujo objetivo é assegurar a "qualidade e a integridade do ensino de bacharelado e pós-graduação no preparo de enfermeiros eficientes".[21] A CCNE começou a conduzir acreditações em 1998.

Acreditação da organização de assistência à saúde

A acreditação voluntária dos serviços de saúde originou-se como resultado de recomendações feitas pelo médico Ernest Codman (1869-1940), um cirurgião da cidade de Boston, no início do século XX.[22] Ele é reconhecido como o fundador da administração de resultados.

- 1910: Defendeu a "padronização dos hospitais por um sistema de resultados finais", envolvendo
  – medida do desempenho dos resultados e publicação dos resultados para ajudar os pacientes a fazerem escolhas de médicos e hospitais.
- 1913: Foi fundador do American College of Surgeons (ACS) e de seu Hospital Standardization Program (Programa de Padronização de Hospitais).
- 1917: O ACS publicou seu primeiro Minimum Standard for Hospitals (uma página).
- 1926: O ACS publicou seu primeiro manual de padrões (18 páginas).
- 1951: A Joint Commission on Accreditation of Hospitals (que mais tarde se tornou a Joint Commission on Accreditation of Healthcare Organizations) foi criada pela união
  – do ACS
  – do American College of Physicians
  – da Canadian Medical Association e
  – da American Hospital Association.
- 1965: O Congresso dos Estados Unidos aprovou as Social Security Amendments (Emendas do Seguro Social) requerendo

certificação de uma organização como a Joint Commission on Accreditation of Healthcare Organizations para o recebimento de reembolso de cuidados prestados aos beneficiários dos convênios Medicare e Medicaid.
- 1987: A Joint Commission iniciou sua Agenda for Change (Agenda para a Mudança).
  – Colocou ênfase no desempenho real da organização (resultados).
  – Baseou-se filosoficamente nos princípios do CQI.
- 1992: A Joint Commission começou a solicitar evidências de melhoria de desempenho.
- 1997: A Joint Commission iniciou o ORYX: The Next Evolution in Accreditation (A Próxima Evolução em Acreditação).
  – Colocou ênfase nos *resultados* e outras medidas de desempenho.
- 2000: A Joint Commission iniciou visitas de avaliação, para *acompanhamento*, aleatórias e sem aviso prévio.
- 2003: A Joint Commission estabeleceu um Nursing Advisory Council (Conselho de Recomendações de Enfermagem), composto por 30 membros, para analisar as recomendações do Institute of Medicine
  – Health Care at the Crossroads: Strategies for Adressing the Evolving Nursing Crisis (Assistência à Saúde nas Encruzilhadas: estratégias para enfrentar a crise que se desenvolvia na enfermagem).
- 2007: A organização diminuiu seu nome de Joint Commission on Accreditation of Healthcare Organizations para Joint Commission.
- 2007: A Joint Commission começou a realizar visitas *iniciais* de avaliação, sem aviso prévio, em hospitais.

Além de hospitais, a Joint Commission acredita ambulatórios, serviços prestados aos idosos em suas residências,* atendimento à saúde mental, *home care*, serviços de laboratório, instituições de longa permanência, redes de hospitais e clínicas que realizam cirurgias. A Joint Commission também oferece certificação para em-

---

* N. de T.: *Assisted living*: serviço que supervisiona as atividades de vida diária para idosos que já não conseguem mais viver de forma independente mas não precisam de assistência 24 horas.

presas de prestação de serviços em saúde, centros de transplante e centros para tratamento de doenças específicas.[23] Entre esses, estão os centros de
- Doença renal crônica
- Doença pulmonar obstrutiva crônica
- Atendimento ao diabético durante internação
- Cirurgia redutora de volume pulmonar
- Atendimento ao acidente vascular encefálico
- Dispositivo de assistência ventricular

Iniciativas políticas

Além da requisição do Congresso Norte-americano de acreditação por uma agência autorizada para o reembolso dos cuidados recebidos por beneficiários dos convênios Medicare e Medicaid, houve muitas iniciativas políticas com o objetivo de melhorar a qualidade do cuidado. A discussão dessas iniciativas vai além da intenção deste livro. Uma delas será discutida como exemplo: o projeto Institute of Medicine's Quality of Health Care in America[24] (Qualidade de Cuidados de Saúde na América do Institute of Medicine).

- Institute of Medicine
  – Uma organização sem fins lucrativos que, em 1970, foi oficialmente reconhecida como componente da National Academy of Sciences.
  – Missão: servir como um conselheiro para a nação norte-americana, a fim de melhorar a saúde fornecendo informação sem viés, baseada em evidências e confiável sobre saúde e ciência política para
     o Elaboradores de políticas
     o Profissionais
     o Líderes em todos os setores da sociedade
     o Público em geral
- Quality of Health Care in America (Projeto de Qualidade de Cuidados de Saúde na América)
  – Iniciado em junho de 1998.
  – Lançado para analisar as "falhas de qualidade sistêmicas, difundidas e persistentes" nos cuidados de saúde nos Estados Unidos.

- Incumbido de desenvolver uma estratégia que resultasse em uma melhoria de qualidade em 2008.
• Relatórios do projeto IOM's Quality of Health Care in America (Qualidade de Cuidados de Saúde na América do Institute of Medicine):
  - To Err Is Human: Building a Safer Health System (Construindo um sistema de cuidados de saúde mais seguro) (1999).
  - Crossing The Quality Chasm: A New Health System for the 21st Century (Cruzando a fissura da qualidade: um novo sistema de saúde para o século XXI) (2001).
  - Preventing Medication Errors: Quality Chasm Series (Prevenindo erros de medicação: série Fissuras da Qualidade) (2006).
  - Improving the Quality of Health Care for Mental and Substance-Use Conditions: Quality Chasm Series (Melhorando a qualidade do cuidado à saúde mental e em condições de uso de substâncias: série Fissuras da Qualidade) (2005).
  - Keeping Patients Safe: Transforming the Work Environment of Nurses (Mantendo os pacientes seguros: transformando o ambiente de trabalho dos enfermeiros) (2004).

Todos esses relatórios identificaram sérios problemas na qualidade do cuidado no sistema de assistência à saúde norte-americano. Eles também forneceram recomendações para elaboradores de políticas, líderes de organizações de assistência à saúde e profissionais. Uma questão central nas recomendações é a busca da prática baseada em evidências e da melhoria contínua de qualidade.

Melhoria de qualidade

Melhoria de qualidade (QI – *quality improvement*) é "uma abordagem planejada para transformar organizações, por meio da avaliação e da melhoria de sistemas, a fim de atingir melhores resultados".[25, p. 10] O conceito e o processo de controle de qualidade estatístico, que têm evoluído desde os anos 1920, foram os antecessores da QI como é conhecida hoje. O objetivo do controle de qualidade estatístico é reduzir a variabilidade nos processos e em seus resultados. Utiliza técnicas de controle estatístico do processo para seguir, acompanhar e analisar os dados e identificar as oportunidades para melhorar os processos.

Controle de qualidade estatístico

O controle de qualidade estatístico originou-se com Walter Shewhart, um físico e estatístico dos Bell Telephone Laboratories (Laboratórios dos Telefones Bell), que estudou os elementos de um processo que resultou na produção de partes com falhas. Ele desenvolveu a planilha de controle estatístico do processo.
- O controle de qualidade estatístico envolve coletar os dados, colocar as médias em um gráfico ou planilha e calcular a média combinada e o desvio-padrão.
- Um processo era considerado "sob controle" se a média subsequente estivesse dentro de três desvios-padrão da média combinada.

Shewhart também desenvolveu o Cycle for Learning and Improvement (Ciclo para Aprendizagem e Melhoria), contendo quatro etapas contínuas: Planejar, Fazer, Estudar e Agir.

Melhoria contínua de qualidade

W. Edwards Deming e Joseph M. Juran, tendo ambos estudado com Shewhart, são os mais conhecidos líderes em CQI (*continuous quality improvement*). Individualmente, eles também desenvolveram sua própria forma de pensar sobre a CQI, fornecendo, durante muitos anos, consultoria sobre a CQI para indústrias, diversos tipos de negócios e governos. Após o término da Segunda Guerra Mundial, ambos ensinaram os princípios da CQI para a Union of Japonese Scientists and Engineers (União de Cientistas e Engenheiros Japoneses) e detêm o crédito por terem reavivado a economia japonesa. Tanto Deming quanto Juran desenvolveram a filosofia de que a maioria dos erros ou dos resultados ruins está relacionada ao ambiente de trabalho, não às habilidades dos trabalhadores.

Na assistência à saúde, entre os anos de 1960 e 1980, os esforços para melhorar o cuidado concentraram-se na avaliação da qualidade e em assegurá-la. Os processos para assegurar a qualidade incluíam a avaliação de indicadores de cuidado com base nos padrões vigentes e o aconselhamento da pessoa (ou pessoas) considerada responsável pela falha em alcançar os padrões. As atividades de avaliação de qualidade eram amplamente guiadas pelo modelo de avaliação de Avedis Donabedian, o qual propôs que a estrutura influencia o processo e os processos influenciam os resultados.[26,27] Estrutura, processo e resultados também são fatores que Shewhart avaliava ao estudar os processos de manufatura que resultavam na produção de partes com defeito. Entretanto, a adoção da CQI pelas organizações de assistência à saúde ocorreu apenas após a Joint Commission anunciar sua Agenda for Change (Agenda para a Mudança), em 1987, e subsequentemente revisar os manuais de padronização para solicitar a melhoria de desempenho com a utilização da CQI. Desde então, líderes das organizações de cuidado de saúde têm oferecido apoio aos enfermeiros e a outros profissionais e funcionários para que trabalhem em equipe a fim de estudar e resolver os problemas do sistema. A experiência de trabalho em equipe irá beneficiar algumas pessoas na busca da prática baseada em evidências.

Utilização de pesquisa

Devido à falta de familiaridade, os enfermeiros podem se confundir em relação à diferença entre pesquisa, melhoria contínua de qualidade e utilização de pesquisa. Pesquisa tem rigor científico, é uma investigação sistemática para construir uma base de conhecimento. A pesquisa responde a perguntas sobre eficácia, ou "Qual é a coisa certa a ser feita?". A CQI responde a perguntas sobre a efetividade, ou "As coisas certas estão sendo feitas da maneira certa?". A utilização de pesquisa é o uso deliberado de pesquisas para melhorar a prática clínica, integrando "processos específicos para transformar o conhecimento em atividades práticas, criando um clima de mudança da prática, do planejamento e da implementação da mudança, além da avaliação dos efeitos da mudança de prática".[28, p. xiv] Os enfermeiros começaram a utilizar a pesquisa há mais de 30 anos a fim de melhorar a qualidade do cuidado.[28–31] A utilização de pesquisa é apenas um aspecto da PBE, pois há outros recursos de evidência além dela. A utilização de pesquisa tem sido guiada por diversos modelos de processo[32–37] que têm ajudado equipes de enfermeiros e de profissionais de outras disciplinas a melhorar o cuidado.

Prática baseada em evidências (PBE)

A prática baseada em evidências é a utilização simultânea da "experiência clínica" e da "melhor evidência clínica externa advinda da pesquisa sistemática" para guiar a tomada de decisão clínica e simultaneamente considerar os valores do paciente.[38, p. 17] Diversos modelos de processo têm sido desenvolvidos, e sua aplicação tem resultado na PBE para pacientes individualmente e para grupos de pacientes.[39–47] O modelo descrito neste livro é uma versão revisada do Modelo para Mudança para a Prática Baseada em Evidências.[40] As revisões justificam-se pelas observações e experiências da autora como professora pesquisadora e orientadora nos hospitais da West Virginia University e pelo novo conhecimento sobre estratégias efetivas para a mudança para a PBE.

Nível Organizacional

Comprometimento da alta direção, defesa e apoio para o novo padrão de cuidado mostraram-se efetivos na contribuição para o sucesso da prática baseada em evidências.[12,48–50] O apoio necessário inclui a dedicação de tempo e recursos para que os *stakeholders* participem do processo de adoção da inovação.[51–53] O diretor executivo de enfermagem deve incluir essa prática no plano estratégico para a divisão de enfermagem e utilizar múltiplas formas de comunicar a expectativa para todos os enfermeiros da divisão.[54] O diretor executivo deve proporcionar meios para que os demais diretores e gerentes considerem o alto valor da PBE, pois eles serão fundamentais no apoio ao trabalho das equipes que a implementarão. As evidências indicam que o papel dos líderes de enfermagem, exemplificando e comunicando o valor da pesquisa, favorece a mudança dos enfermeiros.[55] O diretor executivo e o conselho administrativo de enfermagem devem desenvolver a estrutura organizacional para apoiar a busca da PBE. Eles devem identificar e fornecer os recursos materiais e humanos para facilitar seu programa de implantação.

Como recursos humanos, são necessários um orientador de pesquisa, sessões educativas para enfermeiros sobre prática baseada em evidências, tempo para que os enfermeiros possam se ausentar da equipe a fim de participar de projetos relacionados ao assunto, pessoal para apoiar as decisões e equipe de apoio para os grupos envolvidos. O ensino e a orientação sobre essa prática são especialmente importantes, pois a participação efetiva em uma equipe requer alguns conhecimentos e habilidades adicionais que grande parte dos enfermeiros não tem.[56] Os recursos materiais incluem acesso a computadores e bases de dados eletrônicas, *pen drives* ou discos para cópia, máquinas copiadoras, papel e refis.

Os líderes de enfermagem devem considerar desenvolver, adaptar ou adotar um registro para quantificar o suporte organizacional para a PBE. Os líderes e enfermeiros assistenciais dos hospitais da West Virginia University desenvolveram e publicaram esse instrumento.[57] Cada membro da equipe de PBE conta as horas e os recursos gastos em atividades variadas. O gasto de tempo é calculado multiplicando-se o número de horas listadas pelo salário médio por hora para cada posição apontada no formulário. Os dados são resumidos a cada trimestre e enviados em relatórios anuais ao Nursing Research Council (Conselho de Pesquisa em Enfermagem). Os dados do formulário são utilizados no plano orçamentário do ano seguinte. Os relatórios anuais também documentam o suporte que a organização está oferecendo para essa prática.

Nível Individual

Os enfermeiros têm por objetivo fornecer o melhor cuidado para cada paciente. Muitos enfermeiros desejam se envolver em atividades que conduzam à mudança para a prática baseada em evidências. Entretanto, nem todos percebem que têm responsabilidade de se envolver com essas atividades.[58] Alguns irão recusar a oportunidade de participar de uma equipe por diversas razões, incluindo a falta de interesse, preocupação de que isso interfira na vida pessoal ou por se sentirem com sobrecarga de compromissos. Mesmo assim, há muitas coisas que os enfermeiros podem fazer para que estejam preparados para oferecer ao paciente um cuidado seguro e de alta qualidade, incluindo

- Participar de encontros de educação continuada
- Participar dos módulos de educação continuada
- Ler artigos recentes de periódicos e discuti-los com seus pares
- Participar do Practice, Quality Improvement (QI) ou Education Council (Conselho de Prática ou de Melhoria da Qualidade ou de Educação)
- Manter o equilíbrio em sua vida pessoal:
  – Relações pessoais
  – Alimentação, exercício e sono adequados

Na busca da prática baseada em evidências, os enfermeiros assistenciais podem fazer diversas coisas, incluindo
- Ler artigos de pesquisa e discuti-los com seus pares ou com um orientador de pesquisa
- Participar de sessões educativas sobre "como fazer" a PBE
- Propor aos líderes de enfermagem que a unidade ou departamento nomine uma equipe de PBE
- Voluntariar-se para ajudar em uma equipe de PBE
- Ler um livro de pesquisa de nível básico
- Fazer um curso sobre pesquisa
- Voluntariar-se para ser um líder da mudança ou para coletar dados para uma equipe de PBE
- Participar, fornecendo *feedback* para uma equipe de PBE, durante o piloto de uma nova prática

A dimensão do envolvimento dos enfermeiros na PBE dependerá, em parte, de
- Sua postura sobre os benefícios da utilização da pesquisa para melhorar o cuidado
- Seus conhecimentos sobre pesquisa
- Sua habilidade em localizar e fazer a avaliação crítica de uma pesquisa
- Sua percepção do valor que o enfermeiro-chefe confere à pesquisa
- Sua percepção do apoio do enfermeiro-chefe para a busca da PBE
- Sua percepção da adequação dos recursos que oferecem suporte a essa busca

Os capítulos seguintes apresentam o Modelo para Mudança para a Prática Baseada em Evidências revisado e as etapas desse modelo. Os capítulos sobre as etapas explicam como aplicá-lo. As explicações são acompanhadas de diversos instrumentos e exemplos de como preenchê-los. Também há exemplos de casos para ilustrar a aplicação do modelo. Para permitir um exemplo progressivo ao longo dos capítulos, a autora criou um caso fictício de insuficiência cardíaca crônica.

REFERÊNCIAS

1. Chance KS. The quest for quality: An exploration of attempts to define and measure quality nursing care. *Image (IN)*. Jun 1980;12(2):41-45.

2. Mitchell K. The synergistic relationship between ethics and quality improvement: Thriving in managed care. *J Nurs Care Qual*. 1996;11(1):9-21.

3. Lohr KN, ed. *Institute of Medicine. Medicare: A Strategy for Quality Assurance*. Washington, DC: National Academy Press; 1990.

4. Larrabee JH. Emerging model of quality. *Image J Nurs Sch*. 1996;28(4):353-358.

5. Hook KG, White GB. ANA Code of Ethics for Nurses with Interpretive Statements. http://nursingworld.org/mods/mod580/ cecdefull.htm. Acessado em 4 de janeiro de 2008.

6. Titler MG. Translation science: Quality, methods and issues. *Commun Nurs Res*. 2004;37:15,17-34.

7. Fraser I. Translation research: Where do we go from here? *Worldviews Evid Based Nurs*. 2004; 1(S):S78-S83.

8. Oranta O, Routasalo P, Hupli M. Barriers to and facilitators of research utilization among Finnish registered nurses. *J Clin Nurs*. Mar 2002;11(2):205-213.

9. McCleary L, Brown GT. Barriers to paediatric nurses' research utilization. *J Adv Nurs*. May 2003;42(4):364-372.

10. Scott JG, Sochalski J, Aiken L. Review of magnet hospital research: Findings and implications for professional nursing practice. *J Nurs Adm*. 1999;29(1):9-19.

11. Larrabee JH, Janney M, Ostrow CL, et al. Predictors of registered nurse job satisfaction and intent to leave. *J Nurs Adm*. 2003;33(5):271-283.

12. Greenhalgh T, Robert G, Macfarlane F, et al. Diffusion of innovations in service organizations: Systematic review and recommendations. *Milbank Q*. 2004;82(4):581-629.

13. National League for Nursing. About the NLN. http:// www.nln.org/aboutnln/index.htm. Acessado em 9 de janeiro de 2008.

14. American Nurses Association. About ANA. http:// www. nursingworld.org/FunctionalMenuCategories/AboutANA.aspx. Acessado em 9 de janeiro de 2008.

15. American Association of Critical-Care Nurses. Practice resources. http://www.aacn.org/AACN/practice.nsf/vwdoc/StandardsforAcuteandCriticalCareNursingPractice. Acessado em 9 de janeiro de 2008.

16. American Nurses Association. Magnet Recognition Program. http://www.nursingworld.org/MainMenuCategories/CertificationandAccreditation/Magnet.aspx. Acessado em 9 de janeiro de 2008.

17. Oncology Nursing Society. Evidence Based Practice Resource Area. http://onsopcontent.ons.org/toolkits/evidence/. Acessado em 9 de janeiro de 2008.

18. American Association of Critical-Care Nurses. Key statements, beliefs and philosophies behind the American Association of Critical-Care Nurses (AACN). http://www.aacn.org/AACN/memship.nsf/965028-604675 cdb88825 680b006c88fa/7eda4030b16280f28825680a0071c4a8?OpenDocument. Acessado em 9 de janeiro de 2008.

19. National Council of State Boards of Nursing. Boards of Nursing. https://www.ncsbn.org/boards.htm. Acessado em 10 de janeiro de 2008.

20. American Association of Colleges of Nursing. About AACN. http://www.aacn.nche.edu/ContactUs/index.htm. Acessado em 10 de janeiro de 2008.

21. American Association of Colleges of Nursing. CCNE Accreditation. http://www.aacn.nche.edu/Accreditation/index.htm. Acessado em 10 de janeiro de 2008.

22. The Joint Commission. A Journey through the History of the Joint Commission. http://www.jointcommission.org/AboutUs/joint_commission_history.htm. Acessado em 10 de janeiro de 2008.

23. The Joint Commission. Certification of healthcare organizations. http://www.jointcommission.org/CertificationPrograms/. Acessado em 10 de janeiro de 2008.

24. Institute of Medicine. Institute of Medicine of the National Academies. http://www.iom.edu/. Acessado em 14 de janeiro de 2008.

25. Colton D. Quality improvement in health care. Conceptual and historical foundations. *Eval Health Prof.* Mar 2000;23(1):7–42.

26. Donabedian A. Evaluating the quality of medical care. *Milbank Mem Fund Q.* 1966;44(3, July, supplement):166–206.

27. Mitchell PH, Ferketich S, Jennings BM. Quality health outcomes model. American Academy of Nursing Expert Panel on Quality Health Care. *Image.* 1998;30(1):43–46.

28. Horsley J, Crane J, Crabtree MK, et al. *Using Research to Improve Nursing Practice: A Guide.* Orlando, FL: Grune & Stratton; 1983.

29. Stetler C, Marram G. Evaluating research findings for applicability in practice. *Nurs Outlook.* 1976;24(9):559–563.

30. Lindeman CA, Krueger JC. Increasing the quality, quantity, and use of nursing research. *Nurs Outlook.* Jul 1977;25(7):450–454.

31. Barnard KE, Hoehn RE. *Nursing Child Assessment Satellite Training: Final Report.* Hyattsville, MD: U.S. Department of Health, Education, and Welfare Division of Nursing; 1978.

32. Goode CJ, Lovett MK, Hayes JE, Butcher LA. Use of research based knowledge in clinical practice. *J Nurs Adm.* 1987;17(12):11–18.

33. Watson C, Bulechek G, McCloskey J. QAMUR: A quality assurance model using research. *J Nurs Care Qual.* 1987;2: 21–27.

34. Rosswurm MA. A research-based practice model in a hospital setting. *J Nurs Adm.* 1992;22(3):57–60.

35. Titler MG, Kleiber C, Steelman V, et al. Infusing research into practice to promote quality care. *Nurs Res.* 1994; 43(5): 307–313.

36. Dufault M. A collaborative model for research development and utilization: Process, structure, and outcomes. *J Nurs Staff Dev.* 1995; 11(3):139–144.

37. Barnsteiner JH, Ford N, Howe C. Research utilization in a metropolitan children's hospital. *Nurs Clin North Am.* 1995;30(3):447–455.

38. Sackett DL, Rosenberg WM, Gray JA, et al. Evidence based medicine: What it is and what it isn't. *BMJ.* Jan 13 1996;312(7023):71–72.

39. Sackett DL. *Evidence-Based Medicine: How to Practice and Teach EBM.* 2nd ed. Edinburgh: Churchill Livingstone; 2000.

40. Rosswurm MA, Larrabee JH. A model for change to evidencebased practice. *Image J Nurs Sch.* 1999;31(4): 317–322.

41. Stetler CB. Updating the Stetler Model of Research Utilization to facilitate evidence-based practice. *Nurs Outlook.* 2001;49(6): 272–279.

42. Titler MG, Kleiber C, Steelman VJ, et al. The Iowa Model of Evidence-Based Practice to Promote Quality Care. *Crit Care Nurs Clin North Am.* 2001;13(4):497–509.

43. Soukup SM. The Center for Advanced Nursing Practice evidence-based practice model: Promoting the scholarship of practice. *Nurs Clin North Am.* Jun 2000;35(2):301–309.

44. Stevens KR. ACE Star Model of EBP: The Cycle of Knowledge Transformation. Academic Center for Evidence-based Practice. www.acestar.uthscsa.edu. Acessado em 21 de agosto de 2003.

45. Rycroft-Malone J. The PARIHS framework—a framework for guiding the implementation of evidence-based practice. *J Nurs Care Qual.* Oct–Dec 2004;19(4):297–304.

46. Olade RA. Strategic collaborative model for evidence-based nursing practice. *Worldviews Evid Based Nurs.* 2004;1(1):60–68.

47. Newhouse R, Dearholt S, Poe S, et al. Evidence-based practice: A practical approach to implementation. *J Nurs Adm.* Jan 2005;35(1):35–40.

48. Rogers EM. *Diffusion of Innovations.* 4th ed. New York: Free Press; 1995.

49. Gustafson DH, Sainfort F, Eichler M, et al. Developing and testing a model to predict outcomes of organizational change. *Health Serv Res.* 2003;38(2):751–776.

50. Champagne F, Denis JL, Pineault R, Contandriopoulos AP. Structural and political models of analysis of the introduction of an innovation in organizations: The case of the change in the method of payment of physicians in long-term care hospitals. *Health Serv Manage Res.* Jul 1991;4(2):94–111.

51. Funk SG, Tornquist EM, Champagne MT. Barriers and facilitators of research utilization. An integrative review. *Nurs Clin North Am.* 1995;30(3):395–407.

52. Parahoo K. Barriers to, and facilitators of, research utilization among nurses in Northern Ireland. *J Adv Nurs.* Jan 2000; 31(1): 89–98.

53. Adams D. Breaking down the barriers: Perceptions of factors that influence the use of evidence in practice. *J Orthop Nurs.* 2001;5(4):170–175.

54. Titler MG, Cullen L, Ardery G. Evidence-based practice: An administrative perspective. *Reflect Nurs Leadersh.* 2002;28(2): 26–27, 46, 45.

55. Gifford W, Davies B, Edwards N, et al. Managerial leadership for nurses' use of research evidence: An integrative review of the literature. *Worldviews Evid Based Nurs.* 2007;4(3):126–145.

56. Stevens KR. *Essential Competencies for Evidence-Based Practice in Nursing.* San Antonio, TX: Academic Center for EvidenceBased Practice, University of Texas Health Science Center San Antonio; 2005.

57. Fanning MF, Oakes DW. A tool for quantifying organizational support for evidence-based practice change. *J Nurs Care Qual.* Apr –Jun 2006;21(2):110–113.

58. Larrabee JH, Sions J, Fanning M, et al. Evaluation of a program to increase evidence-based practice change. *J Nurs Adm.* 2007; 37(6):302–310.

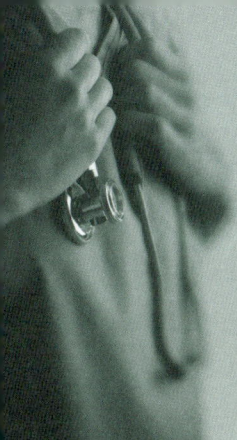

Capítulo 2
O MODELO PARA MUDANÇA DA PRÁTICA BASEADA EM EVIDÊNCIAS

- **VISÃO GERAL DAS ETAPAS DO MODELO**
  - Etapa 1: Avaliar a necessidade de mudança da prática
  - Etapa 2: Localizar as melhores evidências
  - Etapa 3: Fazer uma análise crítica das evidências
  - Etapa 4: Projetar a mudança da prática
  - Etapa 5: Implementar e avaliar a mudança da prática
  - Etapa 6: Integrar e manter a mudança da prática
- **TESTANDO O MODELO**

VISÃO GERAL DAS ETAPAS DO MODELO

O modelo revisado é chamado Modelo para Mudança da Prática Baseada em Evidências, uma pequena diferença do título do modelo original, chamado Modelo para Mudança para a Prática Baseada em Evidências (Model for Change to Evidence-Based Practice).[1] O novo título foi utilizado pelos autores do modelo original na ocasião da submissão do manuscrito para publicação. O nome foi alterado em resposta a uma recomendação do revisor. A razão da alteração era enfatizar *mudança*, utilizando *prática baseada em evidências* para indicar o tipo de mudança. Para a autora, o título "Modelo para Mudança para a Prática Baseada em Evidências" pode significar uma mudança única. O modelo sempre foi para *mudanças* planejadas na prática, para ser utilizado por enfermeiros e outros profissionais.

O esquema revisado (Fig. 2.1) foi inspirado pela experiência da autora no ensino e na orientação de enfermeiros na aplicação

Etapa 1: Avaliar a necessidade de mudança da prática
- Incluir os *stakeholders*
- Coletar dados internos sobre a prática corrente
- Comparar dados externos com dados internos
- Identificar o problema
- Fazer uma ligação entre o problema, as intervenções e os resultados

Etapa 2: Localizar as melhores evidências
- Identificar tipos e fontes de evidências
- Rever os conceitos da pesquisa
- Planejar a busca e a revisão
- Realizar a busca

Etapa 6: Integrar e manter a mudança da prática
- Comunicar a mudança recomendada aos *stakeholders*
- Integrar aos padrões da prática
- Monitorar periodicamente o processo e os resultados
- Comemorar e disseminar os resultados do projeto

Etapa 3: Fazer uma análise crítica das evidências
- Fazer uma avaliação crítica e pesar as evidências
- Sintetizar as melhores evidências
- Avaliar a viabilidade, os benefícios e os riscos da nova prática

Etapa 5: Implementar e avaliar a mudança da prática
- Implementar o estudo-piloto
- Avaliar processos, resultados e custos
- Desenvolver conclusões e recomendações

Etapa 4: Projetar a mudança da prática
- Definir a mudança proposta
- Identificar os recursos necessários
- Projetar a avaliação do piloto
- Projetar a implementação do plano

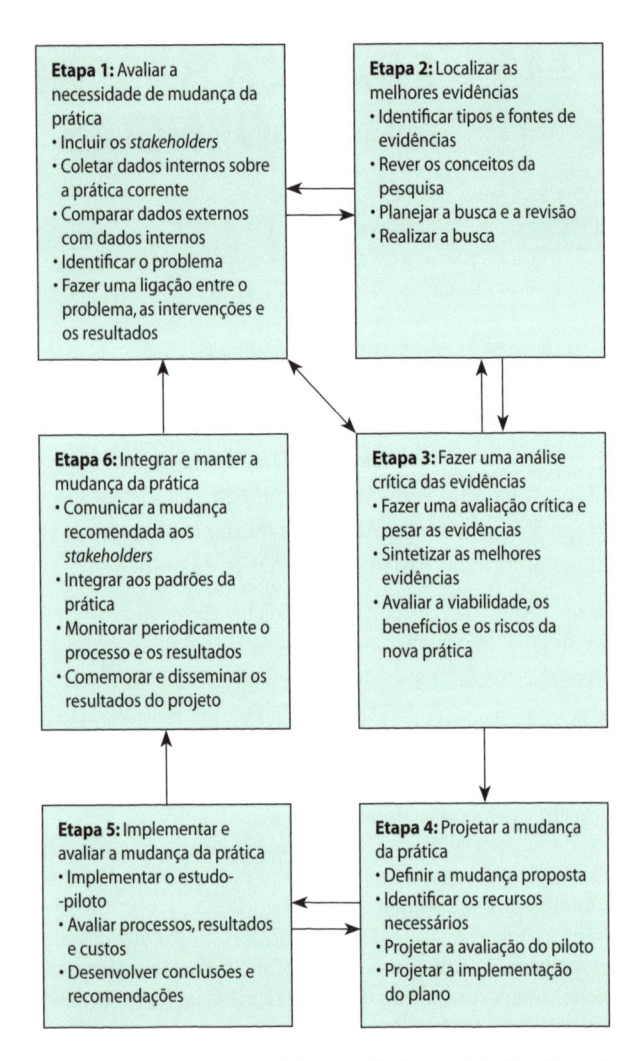

Figura 2.1 Esquema para o Modelo para Mudança da Prática Baseada em Evidências. Reimpressão do esquema modificado de Rosswurm MA, Larrabee JH. A model for change to evidence-based practice. *Image J Nurs Sch.* 1999;31(4):317–322, com permissão da Blackwell Publishing.

do modelo original, desde 1999, bem como por sua experiência prévia ensinando e orientando enfermeiros no uso da pesquisa.[2] O modelo ficou com seis etapas:

Etapa 1: Avaliar a necessidade de mudança da prática
Etapa 2: Localizar as melhores evidências
Etapa 3: Fazer uma análise crítica das evidências
Etapa 4: Projetar a mudança da prática
Etapa 5: Implementar e avaliar a mudança da prática
Etapa 6: Integrar e manter a mudança da prática

As principais alterações do modelo original são a combinação das Etapas 1 e 2 originais e a divisão da Etapa 3 original em duas etapas: Etapa 2 (localizar as melhores evidências) e Etapa 3 (fazer uma análise crítica das evidências). A seguir, uma breve descrição de cada uma das etapas.

Etapa 1: Avaliar a Necessidade de Mudança da Prática

As principais atividades nesta etapa são identificar e incluir os *stakeholders* do problema da prática; coletar dados internos sobre a prática atual; comparar os dados internos com dados externos para confirmar a necessidade de mudança da prática; identificar o problema da prática e fazer a ligação entre o problema, as intervenções e os resultados. Os instrumentos para trabalho em equipe utilizados incluem um *brainstorming* estruturado e uma votação múltipla sobre o problema da prática. É descrita a utilização de instrumentos aplicáveis de controle estatístico de processo. É incluído um exemplo de instrumento de coleta de dados.

Etapa 2: Localizar as Melhores Evidências

As principais atividades são identificar o tipo e as fontes de evidência, rever os conceitos das pesquisas, planejar a busca e conduzi-la. Estão incluídos os instrumentos para avaliação crítica de estudos qualitativos e quantitativos, *guidelines* de prática clínica e revisões sistemáticas. Também estão incluídos exemplos de tabela de evidências ou matriz para organizar os dados sobre os estudos antes de fazer a síntese.

Etapa 3: Fazer uma Análise Crítica das Evidências

As principais atividades são fazer a análise crítica e avaliar a força das evidências; sintetizar as melhores evidências e avaliar a viabilidade, os benefícios e os riscos da nova prática. Estão incluídos exemplos de instrumentos de análise crítica de estudos quantitativos e qualitativos e revisões sistemáticas já preenchidos. Também há exemplos de tabelas de evidências para estudos quantitativos e qualitativos já completadas.

Etapa 4: Projetar a Mudança da Prática

As principais atividades incluem definir a mudança proposta, identificar os recursos necessários, planejar a avaliação do piloto e a implementação do plano. As estratégias de mudança descritas incluem a utilização de líderes da mudança, líderes de opinião, sessões educativas, materiais educativos, sistemas de lembrete, e auditoria e *feedback*.

Etapa 5: Implementar e Avaliar a Mudança da Prática

As principais atividades incluem implementar o estudo-piloto, avaliar o processo, os resultados e os custos; e desenvolver conclusões e recomendações.

Etapa 6: Integrar e Manter a Mudança da Prática

As principais atividades incluem comunicar a mudança recomendada aos *stakeholders*, integrar a nova prática aos padrões de prática, monitorar os indicadores do processo e dos resultados, além de comemorar e disseminar os resultados do projeto. Estão incluídos um exemplo de planilha com uma linha de tempo, a preparação do calendário anual dos projetos de PBE e um exemplo de calendário já preenchido.

O esquema revisado do modelo mostra que, apesar de as etapas serem progressivas, o modelo não é estritamente linear. As setas apontando em duas direções indicam que as atividades de cada etapa podem gerar atividades de outra etapa. Por exemplo, suponha-se que uma equipe de PBE esteja procurando evidências para o tópico do seu projeto e não encontre muita coisa. Provavelmente, os membros iriam decidir que deveriam retornar à Etapa 1 e refinar a questão da pesquisa ou identificar uma nova questão da prática como foco do projeto. Suponha-se que na Etapa 3, quando fazem a avaliação crítica das evidências, os membros da equipe concluam que as evidências são fracas. Eles podem decidir retornar à Etapa 2 e procurar mais evidências ou recomeçar, na Etapa 1. Suponha-se que na Etapa 5, quando estão implementando o estudo-piloto, os membros da equipe recebam *feedback* dos enfermeiros assistenciais de que algum aspecto da nova prática não está funcionando bem. A equipe irá analisar e reconsiderar a definição da nova prática, uma atividade da Etapa 4. A seta da Etapa 6 para a Etapa 1 indica que o monitoramento contínuo dos indicadores do processo e dos resultados (Etapa 6) identifica a necessidade de um novo projeto de PBE (Etapa 1) em um tópico similar ou diferente.

TESTANDO O MODELO

Os líderes de enfermagem dos hospitais da West Virginia University (HWVU) iniciaram um programa sistemático de utilização da pesquisa para melhorar a qualidade do cuidado ao paciente em 1998, com a chegada de um investigador clínico, que exerce funções tanto nos HWVU (25%) quanto na Escola de Enfermagem da West Virginia University (75%). Um comitê de direção, formado por três diretores e um gerente, trabalhou com esse investigador no planejamento, na implementação e na avaliação do programa de pesquisa. Nos últimos oito anos, dois diretores executivos de enfermagem foram fortes proponentes da prática baseada em evidências, reconhecendo suas muitas maneiras de trazer benefícios à organização e garantindo os recursos necessários para sua implementação. O número de equipes variou devido às necessidades da organização, estando entre 5 e 9. As equipes conduziram projetos de utilização de pesquisa (UP) e de PBE. São referidas como equipes de UP, para diferenciá-las dos conselhos de prática, já existentes. O Apêndice 2-A traz uma lista cumulativa de tópicos de projetos de PBE conduzidos desde o ano 2000. Nove projetos terminaram com uma síntese, pois não havia evidências suficientes para dar suporte a uma mudança da prática. Dezenove projetos levaram à mudança e oito estão em andamento. Diversos projetos conduziram a avaliação de seus pilotos como trabalhos de pesquisa.

O sucesso do programa de pesquisa em enfermagem dos HWVU foi possível graças ao suporte oferecido pelos diretores executivos e pelos demais líderes de enfermagem para as diversas atividades ligadas à pesquisa. Horas extras remuneradas foram a chave para permitir o trabalho das equipes de UP. Uma parte do orçamento cobriu os custos das assinaturas de diversos periódicos e do acesso a artigos completos na internet pela intranet dos HWVU. Uma vez que os HWVU são afiliados à West Virginia University, todos os enfermeiros dos hospitais também têm acesso aos recursos da biblioteca eletrônica da universidade. Além disso, o orçamento incluía um aluno bolsista para providenciar cópia de artigos para as equipes de UP ou para qualquer enfermeiro dos HWVU participante das atividades de pesquisa. Isso significa que, na realidade, os enfermeiros só iam à biblioteca se preferissem fazê-lo. A vaga de bolsista foi extinguida em 2007 porque a coleção de periódicos disponíveis com textos completos da West Virginia University aumentou o suficiente para que nenhuma equipe tivesse de solicitar novos artigos.

Os enfermeiros tiveram acesso a ensino e orientação na condução dos projetos de UP e de prática baseada em evidências, bem como nos projetos de pesquisa conduzidos. Um *workshop* básico de dois dias, ministrado pelo investigador clínico, introduz os participantes à natureza dessa prática, descreve o Modelo para Mudança da Prática Baseada em Evidências,[1] ensina o conteúdo e a prática de avaliação crítica de pesquisa, ministra aula prática de pesquisa nas bases de dados eletrônicas da West Virginia University e oferece exercícios interativos de aplicação das seis etapas do modelo. Esse *workshop* é realizado periodicamente, quando há número suficiente de enfermeiros interessados em participar.

Um conselho formal, o Nursing Research Council (Conselho de Pesquisa em Enfermagem), foi iniciado em agosto de 2003. É composto por um membro regular e um membro alternado entre cada uma das seis equipes de UP e por representantes das lideranças de enfermagem (diretor-executivo, quatro diretores, dois gerentes, o investigador clínico e um segundo enfermeiro pesquisador da Escola de Enfermagem da West Virginia University). Os representantes das equipes informam sobre seu progresso com os temas que estão trabalhando. Os membros também discutem os progressos em relação ao alcance das metas anuais do Conselho. Uma reunião de meio período acontece no fim de novembro, durante a qual os membros do Conselho discutem o progresso final em relação às metas anuais e determinam as novas metas para o ano seguinte. A descrição do programa de pesquisa em enfermagem é apresentada no Apêndice 2-B.

Apesar de a ênfase do nosso programa de pesquisa estar na utilização da melhor evidência para mudar a prática, o programa também incentiva e apoia a realização de pesquisa. Por exemplo, dois enfermeiros assistenciais foram os principais pesquisadores em estudos longitudinais, quase-experimentais sobre a Children's Hospital's Baby-Friendly Hospital Initiative (BFHI): um estudo de um ano sobre as atitudes e práticas da equipe de saúde e um estudo de quatro anos sobre as atitudes maternas em relação à alimentação do bebê e às doenças da criança no primeiro ano de vida.

A informação sobre os projetos das equipes e seus produtos foi disseminada internamente pela *newsletter* da divisão de enfermagem e por meio de pôsteres. Além disso, as equipes divulgaram informação sobre seus projetos em conferências nacionais e regionais e em periódicos, sempre com revisão por pares. Nossas equipes de UP obtiveram reconhecimento graças à alta qualidade de seus projetos. Por exemplo, em 2004, a equipe de UP Médico-cirúrgica recebeu o prêmio de utilização de pesquisa da Region 13 Sigma Theta Tau International Research Utilization Award (Região 13 da Sigma Theta Tau International), pelo projeto de ultrassonografia de bexiga.

Grande parte do sucesso das equipes de UP deve-se ao interesse dos enfermeiros em ser voluntários para o trabalho e aos líderes de enfermagem que ensinaram os enfermeiros a ser eficientes membros de equipes. Visto que os membros das equipes se tornaram confortáveis e hábeis na condução de projeto de UP ou de prática baseada em evidências, também se tornaram fundamentais para o recrutamento de outros membros e para manter o ritmo da equipe.

Os próximos seis capítulos do livro fornecem descrições detalhadas de cada uma das etapas no modelo revisado. São apresentados casos para ilustrar os pontos-chave.

REFERÊNCIAS

1. Rosswurm MA, Larrabee JH. A model for change to evidencebased practice. *Image J Nurs Sch.* 1999;31(4):317–322.
2. Larrabee JH. Achieving outcomes in a joint-appointment role. *Outcomes Manage.* 2001;5(2):52–56.
3. St. Clair K, Larrabee JH. Clean vs. sterile gloves: Which to use for postoperative dressing changes? *Outcomes Manage.* 2002;6(1):17–21.
4. Maramba PJ, Richards S, Myers AL, Larrabee JH. Discharge planning process: Applying a model for evidence-based practice. *J Nurs Care Qual.* Apr –Jun 2004;19(2):123–129.
5. Drenning C. Collaboration among nurses, advanced practice nurses, and nurse researchers to achieve evidence-based practice change. *J Nurs Care Qual.* Oct–Dec 2006;21(4):298–301.
6. Fanning MF. Reducing postoperative pulmonary complications in cardiac surgery patients with the use of the best evidence. *J Nurs Care Qual.* Apr –Jun 2004;19(2):95–99.
7. Anderson KL, Larrabee JH. Tobacco ban within a psychiatric hospital. *J Nurs Care Qual.* Jan–Mar 2006;21(1):24–29.
8. Sparks A, Boyer D, Gambrel A, et al. The clinical benefits of the bladder scanner: A research synthesis. *J Nurs Care Qual.* Jul–Sep 2004;19(3):188–192.
9. Richards T, Johnson J, Sparks A, Emerson H. The effect of music therapy on patients' perception and manifestation of pain, anxiety, and patient satisfaction. *Medsurg Nurs.* Feb 2007;16(1):7–14; quiz 15.
10. Horsley J, Crane J, Crabtree MK, et al. *Using Research to Improve Nursing Practice: A Guide.* Orlando, FL: Grune & Stratton; 1983.

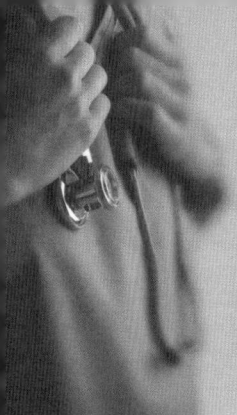

Apêndice 2-A

PROJETOS DE UTILIZAÇÃO DE PESQUISA E DE PRÁTICA BASEADA EM EVIDÊNCIAS

Divisão de Enfermagem dos Hospitais da West Virginia University 2000–2007

Projetos finalizados com síntese

1. Luvas limpas *versus* estéreis para a troca de curativos de feridas pós-operatórias[3]
2. Presença da família durante episódios de crise (equipe de UP de Cuidados Críticos)
3. Plano de alta por enfermeiros médico-cirúrgicos (equipe de UP Médico-cirúrgica)[4]
4. Limpeza do ambiente cirúrgico (equipe de UP Perioperatória)
5. Preparado com tintura de betadina *versus* escovação (equipe de UP Perioperatória)
6. Satisfação do paciente em relação ao processo de internação (equipe de UP Oncológica)
7. Campo neutro na sala operatória (equipe de UP Perioperatória)
8. Cuidados com o cordão (equipe de UP do Children's Hospital)
9. Diretivas avançadas (equipe de UP Médico-cirúrgica)[5]

Projetos que levaram a mudança da prática

1. Baby – Friendly Hospital Initiative para aumentar a amamentação (equipe de UP do Children's Hospital, trabalho de pesquisa completo, manuscrito em execução)
2. Diminuição das quedas relacionadas às necessidades de eliminação (equipe de UP Médico-cirúrgica)
3. Escovação cirúrgica das mãos sem a escova (equipe de UP Perioperatória)
4. Utilização de bólus de solução salina antes da aspiração traqueal (equipe de UP Médico-cirúrgica)
5. Incidência de complicações pulmonares pós-operatórias com o uso da espirometria de incentivo associado a mobilização precoce *versus* mobilização isolada (equipe de UP de Cuidados Críticos)[6]

6. Incidência de infecção com a raspagem de pelos *versus* pelos aparados com tesoura em pré-operatório de cirurgia cardíaca (equipe de UP de Cuidados Críticos)
7. Hábito de fumar e pacientes psiquiátricos hospitalizados (equipe de UP de Chestnut Ridge, trabalho de pesquisa)[7]
8. Avaliação de sedação do paciente adulto entubado em UTI (equipe de UP de Cuidados Críticos)
9. Satisfação do paciente (equipe de UP do Pronto-atendimento)
10. Preparo da pele com clorexidine (equipe de UP Perioperatória)
11. Controle da dor no paciente neonatal (equipe de UP do Children's Hospital)
12. Visitação à criança (equipe de UP de Cuidados Críticos)
13. Cuidado oral (equipe de UP de Cuidados Críticos)
14. Contrabando e precauções contra o suicídio em psiquiatria (equipe de UP de Chestnut Ridge)
15. Utilização da ultrassonografia de bexiga para diminuir infecções do trato urinário (equipe de UP Médico-cirúrgica, trabalho de pesquisa)[8]
16. Impacto da implementação do protocolo de identificação do sítio cirúrgico (equipe de UP Perioperatória, trabalho de pesquisa completo, manuscrito em execução)
17. Estratégia para diminuir a contaminação de nutrição enteral (equipe de UP de Cuidados Críticos)
18. Curativo da virilha após angioplastia transluminal coronária percutânea ou remoção do introdutor em cuidados críticos (equipe de UP de Cuidados Críticos, trabalho de pesquisa)
19. Avaliação de risco para quedas e prevenção de quedas (equipe de UP Médico-cirúrgica)

Projetos em execução

1. Questões de alimentação relacionadas ao paciente pediátrico em pós-operatório de cirurgia cardíaca (equipe de UP do Children's Hospital)
2. Efetividade da musicoterapia na redução de desconforto, dor e ansiedade (equipe de UP Médico-cirúrgica)[9]
3. Cuidado da pele e de feridas no paciente pediátrico e neonatal (equipe de UP do Children's Hospital)
4. Amamentação e diabete (trabalho de pesquisa)
5. Avaliação e prevenção de tromboflebite venosa profunda (equipe de UP Médico-cirúrgica, trabalho de pesquisa)
6. Manejo da glicemia no pré-operatório do paciente diabético (equipe de UP Perioperatória)
7. Trabalhadores experientes – benefícios e permanência do enfermeiro (equipe de UP de enfermagem administrativa)
8. Manejo do paciente agressivo em psiquiatria (equipe de UP de Chestnut Ridge)

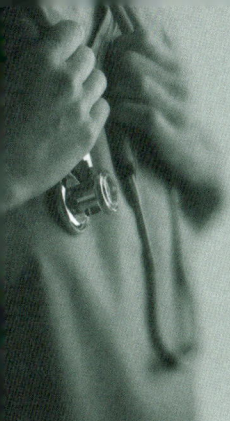

Apêndice 2-B
DESCRIÇÃO DO PROGRAMA DE PESQUISA EM ENFERMAGEM DOS HOSPITAIS DA WEST VIRGINIA UNIVERSITY

Hospitais da West Virginia University (HWUV) Programa de Pesquisa em Enfermagem

Mantendo a missão do hospital, crenças filosóficas e valores administrativos, a Divisão de Enfermagem apoia a condução e a utilização de pesquisa orientada pela clínica e outras melhores evidências.

Crenças filosóficas inerentes ao Programa de Pesquisa em Enfermagem

1. A pesquisa é essencial para a busca do cuidado de enfermagem de qualidade que possa resultar em melhores resultados para o paciente.
2. A participação da equipe em atividades de pesquisa acelera o desenvolvimento pessoal e profissional e aumenta a qualidade da prática de enfermagem.
3. A integridade científica da pesquisa aumenta com propostas que atendam aos critérios da aceitabilidade.

Metas do Programa de Pesquisa em Enfermagem

As metas do Programa de Pesquisa em Enfermagem dos hospitais da West Virginia University são:
1. Melhorar a qualidade do cuidado de enfermagem, os resultados do paciente e as percepções de qualidade do paciente de uma forma custo-efetiva
2. Incentivar as melhores práticas e
3. Enriquecer o desenvolvimento profissional

Objetivos do Programa de Pesquisa em Enfermagem

1. Utilizar os achados da melhoria de desempenho na identificação de tópicos para projetos de UP ou de prática baseada em evidências (PBE) e questões de pesquisa.

2. Conduzir projetos de UP e PBE clinicamente relevantes e estudos de pesquisa desenvolvidos com o fim de ajudar na melhoria da qualidade em enfermagem.
3. Incentivar a resolução científica de problemas da prática, do ensino e da administração.
4. Apoiar a aquisição de habilidades para UP, PBE e pesquisa pelos enfermeiros da Divisão de Enfermagem.
5. Incentivar a disseminação dos achados dos projetos de UP, de PBE e de pesquisa pela Divisão de Enfermagem para o público local, estadual e nacional.

Atividades de Programa de Pesquisa em Enfermagem

O Programa de Pesquisa em Enfermagem dos hospitais da West Virginia University incluirá a condução de projetos de UP e PBE para realizar as mudanças da prática de acordo com as melhores evidências e, em casos selecionados, para conduzir estudos de pesquisa clinicamente relevantes.

A. Utilização de Pesquisa e Prática Baseada em Evidências

As equipes de Utilização de Pesquisa irão conduzir de forma contínua projetos de UP e PBE de relevância clínica para os locais de trabalho de seus membros. As equipes são formadas por enfermeiros assistenciais e líderes, bem como por representantes de outras disciplinas, conforme for apropriado ao foco de cada projeto. Elas irão aplicar o Modelo para Mudança da Prática Baseada em Evidências[1] para conduzir os projetos de UP e de PBE. Esse modelo inclui outras fontes que "não de pesquisa" como evidências e entende que, em algumas situações, tais fontes podem ser as melhores evidências disponíveis sobre o foco clínico do projeto.

Utilização de pesquisa é:
"Um processo direcionado à transferência de um conhecimento específico adquirido com pesquisa para a prática, por meio do uso sistemático de uma série de atividades que incluam:
1. Identificação e síntese de múltiplos trabalhos de pesquisa que se relacionem por uma base conceitual ou um referencial teórico comum (base da pesquisa)
2. Transformação do conhecimento adquirido com a pesquisa em um protocolo clínico que especifique ações de enfermagem para atenderem a problemas específicos de cuidado ao paciente e
3. Implementação e avaliação dessas ações de enfermagem nas organizações em que a enfermagem atua por meio da utilização de uma abordagem planejada para a mudança."[10, p. 100]

Prática baseada em evidências é a integração de: "pesquisa clínica relevante, experiência clínica e preferências do paciente" na tomada de decisão sobre o cuidado efetivo e individualizado ao paciente.[1, p. 317]

B. Pesquisa

A Divisão de Enfermagem encoraja a condução de trabalhos de pesquisa em enfermagem por seus funcionários e pesquisadores externos. Apoia a realização tanto de pesquisa quantitativa quanto qualitativa, bem como de pesquisa original ou replicada.

1. Pesquisa original: Uma investigação baseada em um referencial teórico/conceitual, utilizando estratégias formais de pesquisa para descrever, explicar, predizer, prever ou controlar fenômenos.
2. Pesquisa replicada: Uma investigação que é uma repetição de uma pesquisa original, com ou sem modificações.

Estrutura Organizacional do Programa de Pesquisa em Enfermagem

O vice-presidente de enfermagem garante que o Programa de Pesquisa em Enfermagem reflita a missão do hospital, suas crenças filosóficas e seus valores administrativos. A Figura 2-B.1 apresenta a estrutura organizacional do programa de pesquisa em enfermagem. O Conselho de Pesquisa em Enfermagem avalia para aprovação todas as propostas de pesquisas ou pesquisas externas, incluindo as de estudantes.

Os membros do Conselho de Pesquisa em Enfermagem são responsáveis pelo Programa de Pesquisa em Enfermagem, com liderança e consultoria do investigador clínico que se reporta diretamente ao vice-presidente de enfermagem. Esse investigador funciona como "guardião de princípios" para os trabalhos de pesquisa importantes para a organização e é responsável pela disseminação dos achados. É responsável por orientar os membros da Divisão de Enfermagem na utilização de pesquisa e de outras evidências para realizar as mudanças da prática projetadas para melhorar os resultados dos pacientes. Também é responsável por orientar os enfermeiros da Divisão na condução de estudos selecionados, quando apropriado.

O Conselho de Pesquisa em Enfermagem, cujos membros incluem enfermeiros das equipes e enfermeiros líderes, é responsável pela supervisão e pela orientação das iniciativas de UP e PBE da Divisão. Para esse fim, os membros determinam metas anuais e criam mecanismos para atingi-las. Também, em colaboração com o investigador clínico, esse conselho projeta e implementa atividades formais e informais de UP e PBE durante os plantões. Seus membros são encorajados a participar de maneira colaborativa nas investigações de pesquisa e a conversar com outros funcionários sobre a utilização e a condução da pesquisa.

Funções do Programa de Pesquisa em Enfermagem

O Programa de Pesquisa em Enfermagem funciona para atingir as metas do programa. Suas principais funções são:
1. Identificar oportunidades para melhorar a prática utilizando fontes de informação variadas, especialmente dados do programa de Melhoria de Desempenho.
2. Acelerar a aquisição e a utilização de habilidades de tomada de decisão na UP e na PBE pelos enfermeiros da Divisão de Enfermagem.
3. Conduzir pesquisa clinicamente relevante, quando apropriado.
4. Modificar os padrões de cuidado com base em achados de pesquisa.
5. Melhorar a prática por meio de estratégias de UP e de PBE e aquisição de novos conhecimentos, incluindo conhecimento da ciência translacional.

Políticas do Programa de Pesquisa em Enfermagem

1. Qualquer enfermeiro contratado pelos hospitais da West Virginia University podem submeter uma proposta de pesquisa para aprovação.
2. Todas as propostas internas serão analisadas para aprovação pelo Conselho de Pesquisa em Enfermagem.
3. O diretor do serviço clínico irá revisar e aprovar qualquer proposta de pesquisa projetada para incluir aquele serviço, independentemente da profissão do pesquisador principal.
4. Todos os pesquisadores devem obter uma aprovação da sua pesquisa pelo University IRB (Conselho Institucional de Pesquisa da West Virginia University) antes da aprovação final do Conselho de Pesquisa em Enfermagem e antes do início da pesquisa.
5. A orientação de pesquisa dos estudantes é responsabilidade de seu professor.
6. Cada pesquisador deve fornecer um relatório de acompanhamento dos seus resultados ao Conselho de Pesquisa em Enfermagem e à Divisão de Enfermagem.

Prática Baseada em Evidências 47

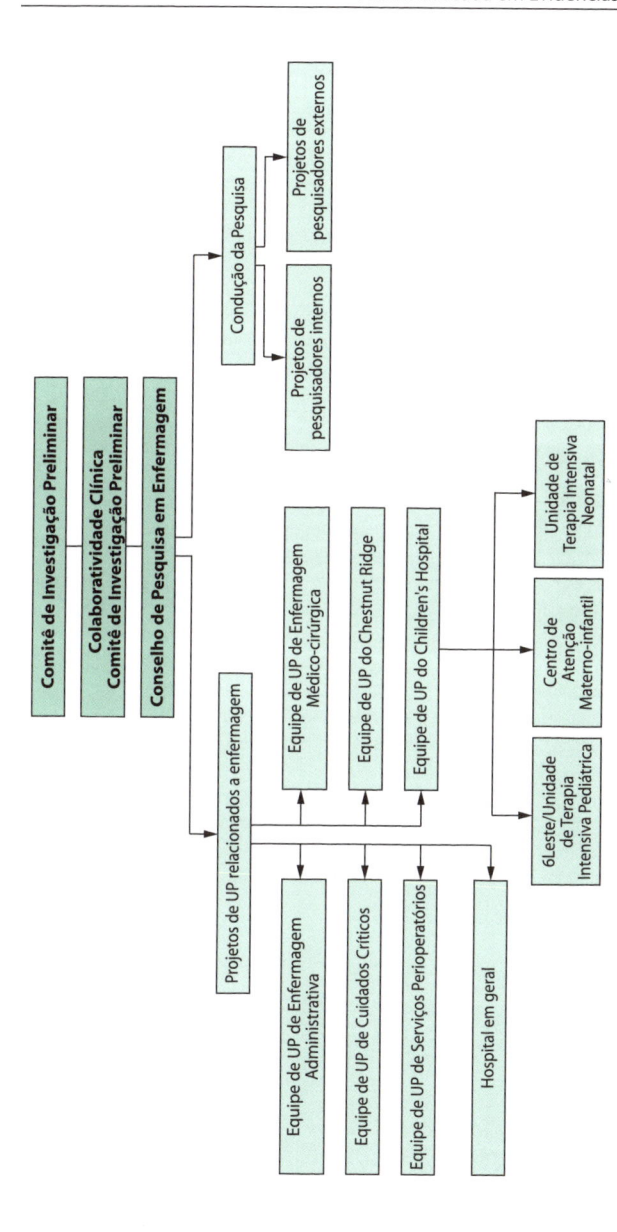

Figura 2.B.1 Esquema de melhoria de desempenho da colaboratividade clínica nos HWVU.

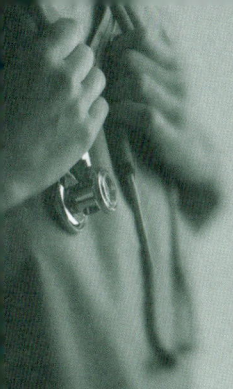

Capítulo 3
ETAPA 1: AVALIAR A NECESSIDADE DE MUDANÇA DA PRÁTICA

- **INCLUIR OS *STAKEHOLDERS***
  - Equipe responsável
  - Determinar a composição da equipe
  - Designar as responsabilidades de cada membro da equipe
  - Definir datas
  - Selecionar o problema clínico foco do projeto
    - Identificar oportunidades de melhoria
    - Conduzir um *brainstorming* e uma votação múltipla
      - Considerar os parâmetros para priorizar os tópicos dos projetos
      - Confirmar que um projeto de prática baseada em evidências é a abordagem apropriada para resolver o problema clínico
      - Conduzir um *brainstorming*
        - *Brainstorming* não estruturado
        - *Brainstorming* estruturado
      - Conduzir uma votação múltipla

- **COLETAR DADOS INTERNOS SOBRE A PRÁTICA ATUAL**
  - Identificar fontes de dados
  - Desenvolver um instrumento de coleta de dados e coletar os dados iniciais
  - Considerar os tipos de dados necessários
  - Decidir o plano de amostragem e o tamanho da amostra
  - Resumir os dados e interpretar os resultados

■ COMPARAR DADOS EXTERNOS COM DADOS INTERNOS
- Conduzir um *benchmarking* informal
- Considerar os programas de *benchmarking* formal disponíveis
- Realizar *benchmarking* em relação à literatura publicada

■ IDENTIFICAR O PROBLEMA

■ RELACIONAR O PROBLEMA, AS INTERVENÇÕES E OS RESULTADOS
- Utilizar sistemas de classificação e de linguagem padronizados
- Identificar intervenções potenciais
- Selecionar os indicadores de resultados
- Desenvolver uma meta específica para o projeto de prática baseada em evidências
- Determinar uma meta para o projeto de prática baseada em evidências sem utilização da linguagem padronizada
  - Utilização informal do processo de enfermagem
  - Formulação de perguntas que tenham respostas

INCLUIR OS *STAKEHOLDERS*

Equipe Responsável

Uma equipe de prática baseada em evidências (PBE) *ad hoc* poderá ser responsável pela condução de um projeto. Em alguns casos, um projeto de PBE poderá ser conduzido por um enfermeiro com experiência ou interesse únicos, com contribuição dos demais membros da equipe de PBE. O mais comum é que uma equipe de PBE seja responsável por conduzir uma série de projetos designados para sua área clínica, sendo sua composição ajustada com base no foco clínico do projeto.

Caso 3.1 Luvas Limpas *Versus* Estéreis

O primeiro projeto de PBE[1] conduzido nos hospitais da West Virginia University (HWVU) foi designado a uma enfermeira assistencial, que foi premiada com uma bolsa de estudos de pesquisa e teve seis semanas remuneradas fora da assistência para conduzir o projeto. O investigador clínico orientou-a no processo e nas habilidades necessárias para a condução do trabalho. Ela explorou as evidências para determinar a segurança do uso de luvas limpas em vez de luvas estéreis na troca de curativos cirúrgicos de pacientes em pós-operatório. Esse tópico precisava ser examinado, pois dois cirurgiões estavam sugerindo que os enfermeiros abandonassem a política do hospital de somente utilizar luvas estéreis durante as trocas desses curativos. Alguns enfermeiros não se sentiam confortáveis em abandonar o padrão de prática atual. Quando terminou a revisão e fez um resumo da literatura, a enfermeira se reuniu com uma pequena equipe *ad hoc* do hospital para apresentar e discutir suas recomendações. Estas incluíam a reeducação da equipe sobre a necessidade de seguir a política existente de utilização de luvas estéreis, pois as evidências não apoiavam a mudança para luvas limpas. A responsabilidade da equipe *ad hoc* para o projeto limitava-se a discutir e aprovar as recomendações. Em todos os projetos subsequentes, os membros da equipe tinham responsabilidades mais substanciais, mesmo quando algum membro era premiado com uma bolsa de estudos para fazer uma parte do projeto.

Determinar a Composição da Equipe

A composição da equipe é uma questão difícil. O sucesso do projeto depende, em parte, de haver representação de todos os *stakeholders* da prática. Os potenciais *stakeholders* incluem enfermeiros, líderes de enfermagem, outros profissionais, pacientes e seus familiares. Em um projeto cujo objetivo era diminuir as complicações pulmonares no pós-operatório de cirurgia cardíaca, os membros da equipe incluíram os enfermeiros, os gerentes de enfermagem, o diretor de enfermagem, os médicos e os terapeutas respiratórios.[2] Quando a equipe delibera sobre o tópico do projeto, acrescentam-se membros apropriados para o tópico escolhido. Ainda que não seja possível incluir pacientes ou seus familiares como membros da equipe de PBE, esta pode reunir as ideias ou preocupações destes por meio de entrevistas informais ou os convidando a participar de um grupo focal.

Designar as Responsabilidades de Cada Membro da Equipe

O líder da equipe pode ser escolhido pelos outros membros ou ser apontado pelo administrador de enfermagem. Esse líder é responsável pela preparação e distribuição do cronograma de reuniões antes que elas aconteçam. O grupo também deve decidir quem será responsável pelas atas. Deve-se ter certeza da conveniência no preparo das atas. Essa responsabilidade pode ser conferida por meio de rodízio entre os membros ou pode ser designado um dos membros ou um funcionário administrativo. Expectativas sobre os prazos para preparação das atas devem ser determinadas. Devido a essas decisões estruturais, a primeira reunião poderá ser de organização. Se a equipe receber a tarefa de focalizar um tópico clínico específico para o projeto, seus membros discutirão essa tarefa para esclarecimentos. Se a tarefa for melhorar os resultados de um aspecto importante do cuidado, a equipe definirá o trabalho ao final dessa etapa. Ainda no final da Etapa 1, os membros da equipe devem decidir sobre a divisão do trabalho entre eles. Alguns poderão se voluntariar para conduzir a busca de evidências, enquanto outros providenciarão as referências, irão criticá-las ou escrever uma síntese sobre elas. Outros, ainda, tomarão a frente para projetar e conduzir o piloto da nova prática.

Definir Datas

Uma vez decidido que um projeto de PBE será conduzido, a equipe se reúne para planejar as datas e deliberar sobre o tópico do projeto. Conduzir um projeto de PBE requer muitos recursos e consome tempo. Dependendo da natureza do projeto e da fonte de evidências, a maioria dos projetos de PBE levará de 6 a 12 meses para ser realizada. A Figura 3.1 mostra o exemplo de um cronograma. O objetivo dessas datas é dar estrutura ao trabalho da equipe, mas elas também devem ser flexíveis. Nem sempre é possível prever as circunstâncias que irão atrasar as atividades em uma etapa do modelo. Os membros da equipe que são profissionais da saúde mantêm as responsabilidades assistenciais enquanto participam do projeto. Os demais membros também têm outras demandas para seu tempo. Ao final de cada etapa do modelo, to-

Tarefas	Duração*	Início	Término	Completo em
Etapa 1: *Avaliar a necessidade de mudança da prática (definir o tópico)*	35 dias			
– Coletar dados internos sobre a prática corrente	25 dias			
– Comparar dados externos com dados internos	5 dias			
– Identificar o problema	5 dias			
– Relacionar o problema, as intervenções e os resultados	1 dia			
Etapa 2: *Localizar as melhores evidências*	50 dias			
– Planejar a busca	5 dias			
– Realizar a busca	45 dias			
Etapa 3: *Fazer uma análise crítica das evidências*	75 dias			
– Fazer uma avaliação crítica e pesar as evidências	20 dias			
– Sintetizar as melhores evidências	20 dias			
– Avaliar a viabilidade, os benefícios e os riscos da nova prática	5 dias			
Etapa 4: *Projetar a mudança da prática*	60 dias			
– Definir a mudança proposta	5 dias			
– Identificar os recursos necessários	5 dias			
– Projetar a avaliação do piloto	5 dias			
– Projetar a implementação do plano	10 dias			
Etapa 5: *Implementar e avaliar a mudança da prática*	80 dias			
– Implementar um estudo-piloto	60 dias			
– Avaliar processos, resultados e custos	20 dias			
– Desenvolver conclusões e recomendações	5 dias			
Etapa 6: *Integrar e manter a mudança da prática*	50 dias			
– Comunicar a mudança recomendada aos *stakeholders*	10 dias			
– Integrar aos padrões da prática	30 dias			
– Monitorar periodicamente o processo e os resultados	10 dias			
– Comemorar e disseminar os resultados do projeto	90 dias			

* São estimativas e podem variar com a natureza do projeto.

Figura 3.1 Planilha de datas 1.

dos deverão avaliar o progresso e ajustar o cronograma para as etapas seguintes, se necessário.

Selecionar o Problema Clínico Foco do Projeto

Identificar oportunidades de melhoria

Tendo determinado o grupo, reunido os membros, definido as datas e realizado a reunião de organização, a equipe de PBE inicia a discussão sobre o foco clínico do projeto. O início de um projeto de PBE pode ser desencadeado por vários fatores, incluindo

- O julgamento de um enfermeiro, baseado em uma análise crítica, de que há uma oportunidade para melhorar a prática e seus resultados
- Um novo "tópico quente" ou um novo padrão da Joint Commission ou de outra agência acreditadora
- Um novo padrão de prática lançado por uma organização profissional, como a American Nurses Association ou a American Association of Critical-Care Nurses
- Publicação de um novo *guideline* de prática clínica, uma revisão sistemática ou um relatório de pesquisa que os enfermeiros julguem importante para sua prática clínica
- Um relatório trimestral de eventos adversos
- A ocorrência de um "evento-sentinela", que significa um evento adverso com consequências tão graves que cada um deverá ser questionado minuciosamente em busca das causas
- Uma reclamação do cuidado feita pelos pacientes, familiares, médicos ou outros profissionais da saúde

Conduzir um *brainstorming* e uma votação múltipla

Considerar os parâmetros para priorizar tópicos dos projetos

Durante a escolha do foco clínico do projeto, os pontos seguintes devem ser considerados. O foco clínico ou a prática é ou está

- De alto risco, propenso a problemas ou de alto volume?
- Utilizando mais recursos que o reembolso previsto?
- De alta prioridade para a missão, a visão e os valores da organização?

Prática Baseada em Evidências 55

Confirmar que um projeto de prática baseada em evidências é a abordagem apropriada para resolver o problema clínico

Como um projeto de PBE necessita de muitos recursos, os membros da equipe devem justificar a escolha do tópico, analisando se a mudança para a PBE é a melhor abordagem para resolver o problema clínico. Ela não o é, quando

- O problema necessita de uma solução imediata; isso requereria uma abordagem rápida
- O problema é falha em seguir os padrões existentes; isso requer uma solução administrativa objetivando o aumento da adesão da equipe aos padrões atuais
- A solução não requer evidências científicas; tal problema pode precisar de uma abordagem de melhoria contínua de qualidade

Um projeto de PBE é apropriado se o tópico envolver um problema clínico para o qual existam evidências científicas. Tendo em mente esses parâmetros, a equipe passa para o processo de seleção do foco clínico do projeto de PBE.

Conduzir um brainstorming

Brainstorming *não estruturado*

- Proposta: gerar ideias para o foco clínico do projeto.
- Processo:
  – Mostrar a questão central do *brainstorming*.
    - Exemplo: "Qual resultado do paciente ou aspecto do cuidado mais necessita melhorar em nossa unidade (divisão, hospital)?"
- Discutir as ideias, sem direcionamento do processo.

Brainstorming *estruturado*[3]

- Proposta: gerar ideias, maximizando a criatividade e minimizando o criticismo e a dominação pelo mais comunicativo.
- Processo:
  – Decidir a questão central do *brainstorming* e deixá-la exposta em local onde todos vejam.
    - Exemplo: "Qual resultado do paciente ou aspecto do cuidado mais necessita melhorar em nossa unidade (divisão, hospital)?"

- Os membros ficam de 5 a 10 minutos em silêncio, escrevendo todos os pensamentos que surgem sobre a questão.
  - Na sequência, um após o outro, cada membro compartilha sua ideia. Nenhuma ideia é criticada. A única discussão é para esclarecimentos e é liderada pelo líder da equipe.
  - O ciclo de compartilhar a ideia de cada um continua, até que todos tenham falado e esgotado sua lista de ideias.
  - O líder da equipe:
    - Escreve cada ideia em um *flip chart* usando as palavras exatas do autor (Fig. 3.2)
    - Esclarece cada ideia
    - Ajuda a equipe a descartar as ideias duplicadas e confirmar que o problema precisa de uma abordagem de PBE
    - Redige a lista final em uma nova folha do *flip chart*, designando uma letra do alfabeto como marcador (Fig. 3.3)

Conduzir uma votação múltipla

- Proposta: chegar a um consenso na equipe sobre a priorização de tópicos clínicos para os quais existam oportunidade de melhoria.

Oferecer oportunidade igual para que cada membro da equipe participe da seleção do tópico do projeto de PBE.

- Quedas noturnas de pacientes idosos devido a síndrome do "pôr do sol" ou necessidade de ir ao toalete
- Continuidade inadequada do cuidado devido a mais de três transferências de unidade durante a hospitalização
- Readmissão não planejada de pacientes portadores de insuficiência cardíaca crônica, menos de 30 dias após a alta, devido a autocuidado inadequado
- Flebite devido a não adesão do enfermeiro à política de terapia intravenosa periférica
- Atraso na administração da medicação devido a atrasos crônicos da farmácia
- Manejo inadequado do diabete no dia da cirurgia devido a falta de protocolo
- Insatisfação do paciente com o manejo da dor

Figura 3.2 Exemplo de uma lista de tópicos clínicos gerada durante um *brainstorming* estruturado, em resposta à pergunta "Qual resultado do paciente ou aspecto do cuidado mais necessita melhorar em nossa unidade?".

> **A** Quedas noturnas de pacientes idosos devido a síndrome do "pôr do sol" ou necessidade de ir ao toalete
> **B** Continuidade inadequada do cuidado devido a mais de três transferências de unidade durante a hospitalização
> **C** Readmissão não planejada de pacientes portadores de insuficiência cardíaca crônica menos de 30 dias após a alta, devido a autocuidado inadequado
> **X** Flebite devido a não adesão do enfermeiro à política de terapia intravenosa periférica – *procurar solução administrativa*
> **X** Atraso na administração da medicação devido a atrasos crônicos da farmácia – *procurar solução com melhoria contínua de qualidade*
> **D** Manejo inadequado do diabete no dia da cirurgia devido a falta de protocolo
> **E** Insatisfação do paciente com o manejo da dor

Figura 3.3 Lista de tópicos clínicos para multivotação.

- Processo:
  – Cada membro:
    - Grava as letras correspondentes a cada tópico em um pedaço de papel
    - Estabelece uma nota para cada tópico, com o número maior sendo o mais importante
      ○ Por exemplo, se uma lista tiver cinco respostas, a mais importante receberá a nota 5; a segunda mais importante, a nota 4, e assim por diante.
  – O líder da equipe:
    - Soma as notas de todos os participantes na página do *flip chart* (Fig. 3.4)
- O tópico com as maiores notas do grupo é o C: Readmissão não planejada de pacientes portadores de insuficiência cardíaca crônica, menos de 30 dias após a alta, devido a autocuidado inadequado.
- A equipe iria trabalhar primeiro nesse problema de prática clínica, coletando dados internos sobre a prática atual e comparando-os com dados externos para verificar a necessidade de melhorias.

Tópico	Jane	Mike	Bill	SOMA
A	5	3	2	10
B	4	4	1	9
C	3	5	5	13
D	2	2	4	8
E	1	1	3	5

Figura 3.4 Apuração na multivotação.

COLETAR DADOS INTERNOS SOBRE A PRÁTICA ATUAL

Identificar Fontes de Dados

Os membros da equipe coletam dados internos sobre a prática atual que sejam pertinentes ao problema clínico. Esses dados poderão vir de fontes de dados já existentes, incluindo

- Bases de dados de manejo de riscos
- Bases de dados de controle de infecções
- Sistemas de informação clínica
- Pesquisas de satisfação do paciente
- Pesquisas com a equipe ou com os médicos
- Relatórios de agências específicas sobre o desempenho dos indicadores de qualidade
- Bases de dados financeiras

Caso 3.2 Insuficiência Cardíaca Crônica

Para o tópico selecionado por meio de multivotação – readmissão não planejada de pacientes portadores de insuficiência cardíaca crônica (ICC), menos de 30 dias após a alta, devido a autocuidado inadequado –, a equipe teria de obter dados sobre o número de pacientes com ICC que sofreram readmissão em menos de 30 dias após a alta durante os 12 meses anteriores.

Esses dados deveriam estar disponíveis com os funcionários que trabalham com os dados clínicos existentes. No exemplo fictício de ICC, a equipe obteve os dados de todas as internações por ICC e readmissões não planejadas em menos de 30 dias após a alta por três anos consecutivos. Com base nesses dados, a equipe determinou que o número de pacientes com ICC que sofreram readmissão em menos de 30 dias era maior do que o desejado (Fig. 3.5).

Desenvolver um Instrumento de Coleta de Dados e Coletar os Dados Iniciais

Quando não existem fontes de dados pertinentes ao problema clínico, a equipe deve desenvolver um instrumento de coleta de dados e coletar os dados iniciais. Por exemplo, obter os dados iniciais para o Caso 3.2 sobre o conhecimento dos pacientes a respeito do autocuidado após a alta e das orientações relevantes fornecidas pelos enfermeiros iria requerer o desenvolvimento de um instrumento de coleta de dados e sua posterior aplicação. Se a informação necessária for apenas sobre as práticas da equipe, o instrumento de coleta de dados poderá ser um questionário simples, com questões abertas e fechadas. Se a informação necessária for sobre os resultados do paciente e as práticas dos profissionais, a equipe poderá optar pela observação ou revisão de prontuários conforme se aproxima a coleta de dados. O instrumento de coleta de dados deve conter indicadores de processo e de resultados.

- Um indicador é uma demonstração numérica elaborada para mensurar a evidência do alcance de um padrão de cuidado.

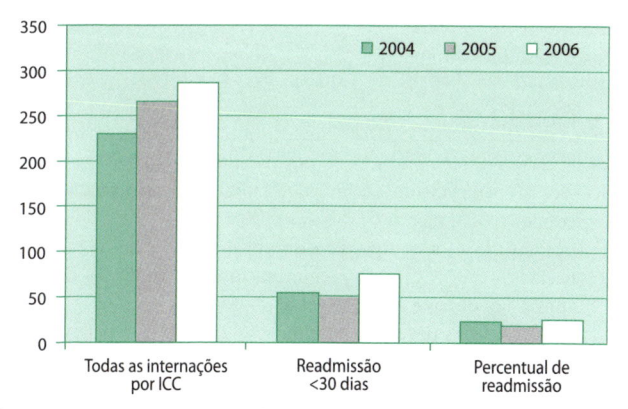

Figura 3.5 Histograma mostrando as readmissões não planejadas de pacientes com ICC menos de 30 dias após a alta (dados fictícios).

- Um indicador de processo mede uma ação especificada por um padrão de cuidado.
- Um indicador de resultado mede uma consequência desejada ao se alcançar um padrão de cuidado.
  - Todos os projetos de PBE devem focar em um resultado do paciente, mas também podem incluir o custo do cuidado ou os resultados do sistema.

Caso 3.2A Insuficiência Cardíaca Crônica

Um exemplo de instrumento de coleta de dados para análise de prontuário sobre o cuidado de enfermagem na ICC está na Figura 3.6. Esse instrumento está desenhado para coletar dados sobre um paciente. Os indicadores de resultados e de processo estão claramente indicados.

Um exemplo de instrumento para coletar informações de observações e prontuário sobre o cuidado padronizado com o cateter de Foley está na Figura 3.7. Esse instrumento está desenhado para coletar dados de até 10 pacientes com cateter de Foley de uma unidade. Os três indicadores de observação e o primeiro indicador do prontuário são indicadores de processo. O segundo indicador do prontuário, da forma como colocado, é um indicador de resultado.

Considerar os Tipos de Dados Necessários

Ao projetar um instrumento de coleta de dados, a equipe deve considerar o tipo de dado necessário. Quando possível, ele deve apresentar indicadores que produzam dados contínuos em vez de discretos.

- Dados discretos são valores qualitativos que ocorrem em uma escala finita ou limitada. Eles são produzidos por
  - Escalas nominais, que determinam um número para representar as características de pessoas ou coisas
    - Exemplo 1: Indicador 1 na Figura 3.7, "Cateter de Foley preso à perna"
      - As alternativas de resposta são apenas 1 (sim) ou 0 (não)

	Formulário de revisão de prontuário: Cuidado de Enfermagem na Insuficiência Cardíaca Crônica		
	Número de internação: _____		

CÓDIGO DE RESPOSTAS
1 = Sim   0 = Não   ND = Não documentado   NA = Não se aplica

CÓDIGO DA FONTE:
A. Gráfico
B. CANOPY*
C. Formulário do plano de cuidados
D. Folha de prescrição de ICC
E. Formulário de registro do paciente
F. *Blue sheet*
G. Anotações da equipe
H. Resumo de alta

			FONTE
	Dados do prontuário revisados?		Anote
	Tempo necessário para completar essa revisão de prontuário?		Anote
	Registro médico/Número da conta		E
	Data da alta		F
	Ano do primeiro diagnóstico da ICC		Hx & PE
	CRITÉRIOS	RESPOSTA	
	Indicadores de processo		
1.	O médico utilizou a folha de prescrição de ICC?		B, D
2.	O enfermeiro fez o exame físico admissional nas primeiras 8 horas após a internação?		C
3.	a) Quantas vezes o enfermeiro *deveria* ter realizado o exame físico a cada 8 horas?		F
	b) Quantas vezes o enfermeiro fez, de fato, o exame físico a cada 8 horas?		A
	% adesão		3B/3A
4.	O paciente apresentou alguma alteração significativa em seu estado de saúde?		A, B
	Se NÃO, passe para a questão 5		
	Se SIM		
	a) Quantas vezes ocorreram alterações significativas no estado de saúde?		A
	b) Em quantas dessas vezes o enfermeiro notificou o médico para que o plano de cuidado fosse alterado?		A

(Continua)

Figura 3.6 Exemplo de instrumento de coleta de dados para a revisão de prontuário relacionada aos cuidados de enfermagem na ICC.

	% adesão	4B/4A
5.	O enfermeiro documentou a necessidade do serviço social para o planejamento da alta do paciente?	B, C
	Se NÃO, passe para a questão 6	
	a) Se **SIM**, foi solicitada uma consulta com o serviço social?	D
	% adesão	5A/5
6.	O enfermeiro documentou se o paciente tinha necessidade de fisioterapia?	B, C
	Se NÃO, passe para a questão 7	
	a) Se **SIM**, foi solicitada uma consulta com o fisioterapeuta?	D
	% adesão	6A/6
7.	O enfermeiro ensinou ao paciente o autocuidado, após a alta, sobre	
	a) medicação	A, D, H
	b) controle de peso (restrição de fluidos)	A, D, H
	c) sinais e sintomas que indiquem necessidade de atenção médica	A, D, H
	Indicadores de resultados da alta	
8.	Os sons pulmonares melhoraram desde a admissão?	A, B
9.	Saturação de O_2 em 88% ou maior em:	
	a) Ar ambiente	A, B
	b) O_2	A, B
10.	O paciente declara que sabe informar ao médico sobre	
	a) ganho de peso de 1 kg (ou outro valor individualizado)	H, D
	b) falta de ar com atividades normais	H, D
	c) outras instruções individualizadas de alta	H, D

* Notas do gerenciador de casos

Figura 3.6 (*Continuação*)

Unidade _____
Data _____

Dados de observação	Código de respostas:									1 = Sim	0 = Não
Paciente	1	2	3	4	5	6	7	8	9	10	SOMA
1. Cateter de Foley preso à perna											
2. Inserção do cateter de Foley limpa											
3. Cateter de Foley posicionado corretamente para prevenir o refluxo											

Dados documentos	Código de respostas:									1 = Sim	0 = Não
Paciente	1	2	3	4	5	6	7	8	9	10	SOMA
1. Cuidados com o cateter de Foley documentados em todos os plantões											
2. Tempo de permanência do cateter inferior a 30 dias											

Figura 3.7 Exemplo de um instrumento de coleta de dados sobre o cuidado com o cateter de Foley.

- Os dados para os quais só há dois valores possíveis também são chamados de binomiais.
  - Exemplo 2:
    - História de tabagismo
      - 0 = Nunca fumou
      - 1 = Parou agora, mas fumava pelo menos um maço de cigarros por semana há pelo menos um ano
      - 2 = Ainda fuma, e fumava pelo menos um maço de cigarros por semana há pelo menos um ano
    - Note que os números designados para as respostas têm valor qualitativo, não quantitativo.
– Escalas ordinais, que designam um número para representar categorias organizadas em uma ordem proposital, como de baixo para cima. Escalas de Likert produzem dados ordinais.
  - Exemplo: Selecione o número que melhor indique a gravidade de sua dor neste momento:
    - 0 = nenhuma dor
    - 1 = bem pouca dor
    - 2 = dor leve
    - 3 = dor moderada
    - 4 = dor intensa
  - Note que os números representam alterações sequenciais na intensidade da dor, mas a diferença, em valor quantitativo, entre um número e o próximo é desconhecida.
- Dados contínuos são valores quantitativos que ocorrem em uma escala infinita ou ilimitada. Eles são produzidos por
  – Escalas intervalares, que designam um número para representar categorias ordenadas cujos intervalos entre os números são iguais; entretanto, o zero é arbitrário, e, portanto, a escala não pode fornecer informações sobre a magnitude exata das diferenças entre seus pontos.
    - Exemplo: A medida de temperatura envolve escalas com zeros arbitrários.
  – Escalas de razão, que designam um número para representar categorias propositadamente ordenadas nas quais os intervalos entre os números são iguais e a escala possui um zero verdadeiro.
    - Exemplo 1: medida de
      - peso

- pulso
- pressão arterial
- Exemplo 2: Indicador 3 na Figura 3.6
  - 3a. Quantas vezes o enfermeiro *deveria* ter realizado o exame físico a cada 8 horas? Este é o denominador.
  - 3b. Quantas vezes o enfermeiro realizou, *de fato*, o exame físico a cada 8 horas? Este é o numerador.
  - O percentual de adesão é obtido dividindo-se a resposta 3b pela resposta 3a.
    - Note que essa forma de medir produz dados mais precisos do que um indicador que questione se o enfermeiro fez ou não o exame físico de 8 em 8 horas.

Decidir o Plano de Amostragem e o Tamanho da Amostra

Obter dados de toda a população é uma tarefa de alto custo e que consome muito tempo. Ao conduzir monitoramento de melhoria de qualidade e projetos de PBE, a equipe de PBE poderá precisar dos dados de toda a população de interesse – se essa população for composta dos pacientes que tiveram um "evento-sentinela" ou outra ocorrência adversa. Para outros tópicos, obter dados de toda a população de interesse costuma ser impraticável. Em vez disso, a equipe de PBE deve obter dados que sejam representativos da população de interesse. A equipe decide qual é a população de interesse quando seleciona o tópico do projeto de PBE. No exemplo de multivotação discutido neste capítulo (Caso 3.2), o tópico selecionado era "readmissão não planejada de pacientes portadores de insuficiência cardíaca crônica, menos de 30 dias após a alta, devido a autocuidado inadequado". Assim, a população de interesse é a de pacientes internados com ICC, um diagnóstico comum em cuidados críticos e em hospitais regionais. A equipe deve decidir sobre o plano de amostragem que será utilizado na coleta dos dados.

O plano de amostragem que tem menor chance de ser representativo da população é a amostragem por conveniência, na qual a equipe coleta os dados de todos os pacientes de ICC disponíveis e que concordem em participar, em um período específico de tempo. A seleção aleatória, ou randomizada, tem mais chance de produzir uma amostra representativa. Jogar uma moeda ou tirar números de dentro de um chapéu são formas simples de fazer uma seleção aleatória quando a população de interesse não é grande. Se a equipe desejasse fazer uma amostragem de todos os pacientes com ICC hospitalizados nos últimos 12 meses, a utilização de uma tabela de números aleatórios seria a forma mais prática de fazer a seleção randomizada.

A equipe também deve decidir o tamanho da amostra. A Joint Commission[4] requer os seguintes tamanhos de amostra para coletar dados sobre a estrutura ou os elementos do processo de um padrão de cuidado, e estes *guidelines* podem ser utilizados na decisão do tamanho da amostra para a avaliação de um projeto de PBE:

- "para uma população de
  - menos de 30 casos, apresentar amostras de 100% dos casos disponíveis
  - 30 a 100 casos, apresentar amostras de 30 casos
  - 101 a 500 casos, apresentar amostras de 50 casos
  - mais de 500 casos, apresentar amostras de 70 casos"

Para ter mais confiança de que o tamanho da amostra será adequado, a equipe deverá considerar a utilização de um programa de cálculo amostral. Existem vários *websites* com acesso a programas estatísticos. Um *website* que tem calculadores de tamanho amostral é o http://statpages.org/.

Existem livros introdutórios de estatística disponíveis, se os membros de uma equipe de PBE desejarem começar a desenvolver conhecimento em estatística, incluindo cálculo de tamanho amostral.[5,6] Algumas organizações de cuidados de saúde poderão ter um departamento de apoio capaz de realizar o cálculo amostral. Caso a equipe decida conduzir a etapa de avaliação do projeto como um trabalho de pesquisa, os membros deverão consultar alguém com experiência em estatística e amostragem. Se, na organização, não houver alguém que possa realizar uma boa análise, a equipe de PBE deverá pensar na possibilidade de encontrar um estatístico como consultor. Uma maneira de fazê-lo é procurar em *sites* do Departamento de Estatística ou Departamento de Matemática de alguma universidade local ou regional.

Resumir os Dados e Interpretar os Resultados

Uma vez realizada a coleta de dados, os membros da equipe de PBE precisam resumir os dados e exibir os resultados, antes de fazer a discussão e a interpretação. Os dados poderão ser inseridos em um programa de administração de dados, como o Excel. A equipe deverá utilizar o departamento de apoio ou outro recurso da organização que saiba trabalhar com dados, se disponíveis.

Caso 3.2B Insuficiência Cardíaca Crônica

A Figura 3.8 mostra uma arquivo do Excel com dados fictícios relacionados a orientação de enfermagem dada a 30 pacientes com ICC. As respostas aos indicadores foram sim ou não (dado binomial, discreto). Fórmulas inseridas nas linhas CONTAGEM, SOMA e PERCENTUAL realizaram os cálculos. A fórmula para o percentual incluía a divisão da SOMA pela CONTAGEM e posterior multiplicação por 100. Isso possibilitou converter os dados discretos dos indivíduos em dados contínuos para a amostra. Para essa amostra fictícia de 30 pacientes com ICC, o enfermeiro havia orientado 73,3% dos pacientes sobre suas medicações, 10% sobre controle de peso e 23,3% sobre sinais e sintomas que devem ser comunicados ao médico. Os resultados para os indicadores de resultados foram que 16,7% da amostra sabiam informar sobre um ganho de peso de 1 kg e 30% sabiam informar sobre falta de ar. Não houve resultados quantitativos para o indicador sobre o conhecimento do paciente em relação a outras instruções individualizadas de alta, pois não havia registro a respeito, sugerindo que tal conhecimento não foi avaliado.

Caso 3.2C Insuficiência Cardíaca Crônica

A Figura 3.9 mostra os resultados fictícios para todos os indicadores de processo e de resultados no instrumento de coleta de dados para o cuidado de enfermagem na ICC com a simples utilização de uma cópia do instrumento na qual a primeira coluna foi renomeada "Frequência (%)" e a segunda, "Média (DP, desvio-padrão)". Ao examinar esses resultados, a equipe de PBE pode confirmar que existe uma oportunidade para melhorar diversos aspectos do cuidado de enfermagem na ICC, incluindo ensinar aos pacientes as informações de que necessitam para o autocuidado após a alta.

Paciente	Orientado sobre medicações	Orientado sobre controle de peso	Orientado sobre sinais e sintomas	Sabe sobre controle de peso	Sabe sobre falta de ar	Sabe sobre outras instruções
1	1	0	0	0	0	ND
2	1	0	0	0	0	ND
3	0	0	0	0	0	ND
4	1	0	0	0	1	ND
5	1	1	1	0	0	ND
6	1	0	1	0	0	ND
7	1	0	1	1	1	ND
8	1	0	0	0	0	ND
9	0	0	0	0	0	ND
10	1	0	0	0	0	ND
11	1	0	0	0	0	ND
12	1	0	0	0	0	ND
13	1	0	0	0	0	ND
14	1	0	0	0	0	ND
15	1	0	0	0	1	ND
16	1	0	1	1	1	ND
17	1	0	1	0	1	ND
18	0	0	0	0	1	ND
19	1	0	0	0	0	ND
20	0	0	0	0	0	ND
21	0	1	1	1	1	ND
22	1	0	0	0	0	ND
23	0	0	0	0	0	ND
24	1	0	0	1	1	ND
25	1	0	0	1	0	ND
26	0	0	0	0	0	ND
27	1	0	0	0	0	ND
28	1	0	0	0	1	ND
29	1	1	0	0	0	ND
30	0	0	1	0	0	ND
CONTAGEM	30	30	30	30	30	0
SOMA	22	3	7	5	9	
PERCENTUAL	73,3	10,0	23,3	16,7	30,0	

Figura 3.8 Planilha do Excel mostrando dados para o estudo do cuidado de enfermagem na insuficiência cardíaca crônica ($n = 30$) de pacientes hospitalizados durante o quarto trimestre de 2006 (dados fictícios).

	Frequência (%)	Média (DP)
Tempo necessário para completar a revisão deste prontuário?		32 (7) minutos
CRITÉRIOS		
Indicadores de processo		
1. O médico utilizou a folha de prescrição de ICC?	18 (60%)	
2. O enfermeiro fez o exame físico admissional nas primeiras 8 horas após a internação?	30 (100%)	
3. a) Quantas vezes o enfermeiro *deveria* ter realizado o exame físico a cada 8 horas?	96	
b) Quantas vezes o enfermeiro realizou, *de fato*, o exame físico a cada 8 horas?	72	
% adesão	75%	
4. O paciente apresentou alguma alteração significativa em seu estado de saúde? Se NÃO, passe para a questão 5 Se SIM,	5 (16,7%)	
a) Quantas vezes ocorreram alterações significativas no estado de saúde?	5	
b) Em quantas dessas vezes o enfermeiro notificou o médico para que o plano de cuidado fosse alterado?	5 (100%)	
5. O enfermeiro documentou a necessidade do serviço social para o planejamento da alta do paciente? Se NÃO, passe para a questão 6	8	
a) Se **SIM**, foi solicitada uma consulta com o serviço social?	8 (100%)	
6. O enfermeiro documentou se o paciente tinha necessidade de fisioterapia? Se NÃO, passe para a questão 7	3	
a) Se **SIM**, foi solicitada uma consulta com o fisioterapeuta?	3 (100%)	
7. O enfermeiro ensinou ao paciente o autocuidado, após a alta, sobre a) medicação b) controle de peso (restrição de fluidos) c) sinais e sintomas que indiquem necessidade de atenção médica	22 (73,3%) 3 (10%) 7 (23,3%)	
Indicadores de resultados da alta		
8. Os sons pulmonares melhoraram desde a admissão?	30 (100%)	

(Continua)

Figura 3.9 Resumo do estudo sobre o cuidado de enfermagem na ICC (*n* = 30) de pacientes hospitalizados durante o último trimestre de 2006 (dados fictícios).

	Frequência (%)	Média (DP)
9. Saturação de O_2 em 88% ou mais em: a) Ar ambiente b) O_2	24 (80%) 6 (20%)	
10. O paciente declara que sabe informar ao médico sobre a) ganho de peso de 1 kg (ou outro valor individualizado) b) falta de ar com atividades normais c) outras instruções individualizadas de alta	5 (16,7%) 9 (30%) NA – nenhuma documentada	

Figura 3.9 *(Continuação)*

A equipe poderá querer comparar esse conjunto de dados com o de dois anos atrás, ou mesmo do ano anterior. Coletando os dados dos prontuários de pacientes com ICC internados no quarto trimestre dos dois últimos anos e colocando-os no Excel, a equipe poderá gerar planilhas que mostrem graficamente os resultados para os três pontos no tempo. Por meio de um gráfico, a Figura 3.10 mostra os resultados em três pontos no tempo para os indicadores referentes à orientação dos pacientes com ICC e seu conhecimento sobre a informação necessária para o autocuidado após a alta. A Figura 3.11 mostra a mesma informação em um histograma. Ambos facilitam a visualização de diversos pontos:
- Os enfermeiros saíram-se melhor em orientar os pacientes com ICC sobre suas medicações.
- O desempenho nas orientações ao paciente sobre suas medicações melhoraram desde 2004; entretanto
  - Esse desempenho piorou entre 2005 e 2006
  - Ela não alcançou 100%
- O desempenho nas orientações ao paciente sobre o manejo de peso e sobre quando informar sinais e sintomas ao médico ainda necessita melhorar bastante.
- Os pacientes sabiam mais sobre informar a falta de ar ao médico do que sobre informar o manejo de peso, entretanto:
  - Menos de um terço sabia informar a falta de ar
  - Tal conhecimento aparece não relacionado às orientações do enfermeiro sobre quais sinais e sintomas devem ser informados

Esse exemplo demonstra um *benchmarking* interno – a comparação de dados internos em dois ou mais pontos do tempo. Informações mais detalhadas da proposta e da utilização de ferramentas estatísticas de controle de processo, como gráficos, diagramas de Pareto e ferramentas para trabalho em equipe, estão disponíveis na literatura.[3,7,8] O *benchmarking* interno permite que a equipe examine a tendência dos dados no tempo. Uma vez que a equipe tenha realizado o *benchmarking* interno, a próxima atividade é o *benchmarking* externo.

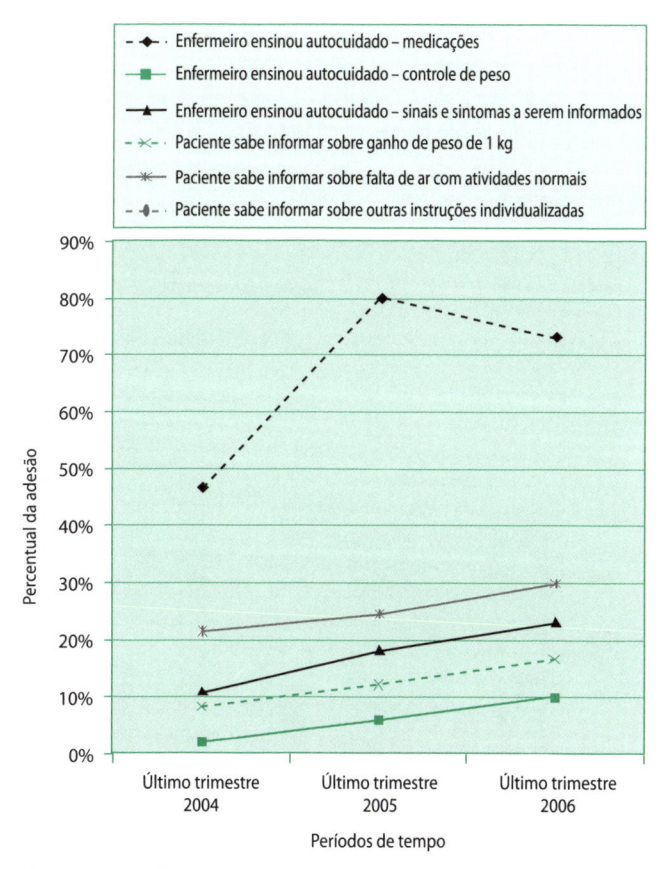

Figura 3.10 Gráfico mostrando percentual de adesão ao padrão de cuidado para insuficiência cardíaca crônica e resultados relevantes no conhecimento do paciente (dados fictícios).

COMPARAR DADOS EXTERNOS COM DADOS INTERNOS

Conduzir um *Benchmarking* Informal

O *benchmarking*, ou a comparação de dados internos com dados externos, permite que a equipe verifique oportunidades para melhoria e determine metas.

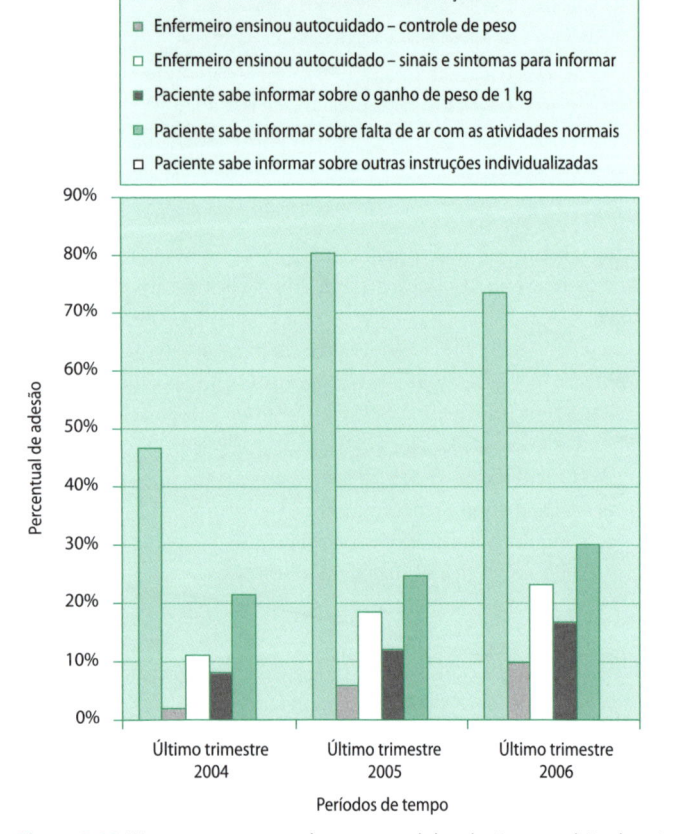

Figura 3.11 Histograma mostrando percentual de adesão ao padrão de cuidado para insuficiência cardíaca crônica e resultados relevantes no conhecimento do paciente (dados fictícios).

O *benchmarking* pode ser realizado de maneira informal ou por meio de programas de *benchmarking* formal. O informal pode consistir na coleta de dados sobre resultados e práticas relevantes de instituições de cuidados de saúde similares. Quando o processo informal é utilizado, os membros da equipe devem desenvolver um guia para entrevistas com questões específicas, de modo que obtenham respostas referentes a cada uma dessas instituição.

Considerar os Programas de *Benchmarking* Formal Disponíveis

O número de programas de *benchmarking* disponíveis aumentou nas últimas duas décadas. Nos Estados Unidos, entre os exemplos estão:
- A Joint Commission–ORYX Core Performance Measures[9]: os hospitais participantes recebem relatórios periódicos de *benchmarking* sobre seu desempenho nos padrões de cuidado.
- Centros de Serviços Medicare e Medicaid – Iniciativas de Qualidade:[10]
  - Iniciativas de qualidade em *home care: que* incluem o monitoramento de indicadores utilizando o OASIS – Outcome and Assessment Information Set (Conjunto de Informações em Resultados e Avaliação)
    - A saúde domiciliar compara:[11] relatórios localizáveis de *benchmarking* sobre o desempenho das empresas de *home care* nos seguintes indicadores de qualidade:
      - Melhora na deambulação/locomoção
      - Melhora em banhar-se
      - Melhora em transferir-se
      - Melhora na administração de medicação por via oral
      - Melhora na dor que interfere na atividade
      - Hospitalização em cuidados críticos
      - Cuidado emergencial
      - Alta para a comunidade
      - Melhora da dispneia (falta de ar)
      - Melhora da incontinência urinária
  - Iniciativas de qualidade hospitalar

- O hospital compara: os relatórios localizáveis de *benchmarking* sobre o desempenho de hospitais nos seguintes indicadores de qualidade:[12]
  - Infarto agudo do miocárdio
  - Insuficiência cardíaca
  - Pneumonia
  - Melhora do cuidado cirúrgico/prevenção de infecção cirúrgica
- Demonstração das melhores iniciativas hospitalares: os hospitais participantes recebem um bônus do Medicare pelo desempenho nos seguintes indicadores de qualidade (os relatórios de *benchmarking* estão disponíveis *on-line*):
  - Infarto agudo do miocárdio
  - Insuficiência cardíaca
  - Pneumonia adquirida na comunidade
  - Enxerto de ponte da artéria coronária
  - Prótese de joelho e quadril
- American Nurses Associations, National Center for Nursing Quality[13]
  - National Database of Nursing Quality Indicators (base de dados norte-americana de indicadores de qualidade de enfermagem), base de dados própria/privada com indicadores de qualidade relacionados com enfermagem, incluindo
    - Quedas de pacientes
    - Manejo da dor
    - Úlceras por pressão
    - Infiltração em acesso venoso periférico
  - Relatórios de unidades específicas, mostrando comparações entre unidades semelhantes, são fornecidos aos hospitais participantes a cada trimestre.
- Consórcio do University HealthSystem[14]
  - Uma aliança entre os centros médicos acadêmicos e seus hospitais afiliados, que podem escolher participar de projetos clínicos de *benchmarking*.

Realizar *Benchmarking* em Relação à Literatura Publicada

Em geral, não existem bases de dados externas disponíveis para o *benchmarking* externo de problemas clínicos relacionados com enfermagem. Para tal, a equipe deverá confiar na literatura publicada ou no *benchmarking* informal, ou em uma combinação de ambos. Para o exemplo de ICC (Caso 3.2), há evidências na literatura de escores mais altos nos indicadores de desempenho comparáveis de orientação e conhecimento do paciente sobre o autocuidado, o que proporciona uma justificativa adicional para focalizar o problema clínico da readmissão não planejada de paciente com ICC, menos de 30 dias após a alta, devido a autocuidado inadequado. Após completar o *benchmarking* externo, a equipe esboça uma definição do problema da prática.

IDENTIFICAR O PROBLEMA

Durante o exemplo de *brainstorming* estruturado discutido anteriormente neste capítulo, foram identificados sete tópicos em potencial para o problema da prática clínica. Antes da multivotação, o esclarecimento conduzido pelo líder da equipe identificou que um tópico precisaria de uma abordagem administrativa, e outro tópico, de uma abordagem de melhoria contínua de qualidade, restando assim cinco tópicos em potencial para que fosse selecionado aquele que seria o foco do projeto de PBE. Tendo completado o *benchmarking* interno e externo, a equipe agora discute se a definição inicial do problema clínico é descritiva o suficiente. No exemplo da ICC, os dados internos confirmaram que havia oportunidade para redução do número de readmissões não planejadas, pelo aumento das orientações de enfermagem sobre as informações necessárias aos pacientes com ICC após a alta e pela melhoria no conhecimento destes sobre o autocuidado. Os dados externos forneceram mais uma justificativa para que esse problema clínico fosse o foco do projeto de PBE. É provável que a equipe tenha avaliado que a definição inicial do problema clínico fosse suficientemente descritiva.

No processo de coleta de dados internos e de comparação destes com dados externos, a equipe poderá não encontrar evidências que apoiem a escolha do problema clínico como foco de uma

Etapa 1. Avaliar a necessidade de mudança da prática
- A equipe de UP Médico-cirúrgica (EUPMC) identificou os *stakeholders* como pacientes, enfermeiros, médicos, líderes de enfermagem e pessoal de provimento de material.
- A prática de enfermagem atual para retenção urinária e verificação de volume urinário residual foi a cateterização urinária.
- O problema identificado foram as infecções de trato urinário (ITUs) frequentes na população das unidades de cuidados críticos. As taxas de ITU em todas as unidades participantes mostraram oportunidade para melhoria.
- A EUPMC consultou enfermeiros de outra organização de cuidados de saúde que havia implementado um programa de ultrassonografia de bexiga.

Etapa 2. Relacionar o problema, as intervenções e os resultados
- A EUPMC relacionou o problema com uma intervenção e selecionou os resultados desejados.
- A intervenção selecionada foi o uso da ultrassonografia de bexiga antes do procedimento de cateterização urinária.
- O indicador de resultado clínico selecionado para avaliação foi a diminuição no número de ITUs.

Etapa 3. Sintetizar as melhores evidências
- A EUPMC completou uma síntese das melhores evidências. Foi realizada uma busca extensa de literatura sobre a utilização da ultrassonografia de bexiga.[39]
- A EUPMC avaliou a viabilidade, os benefícios e os riscos da utilização da ultrassonografia de bexiga no ambiente de cuidados críticos.
- Os benefícios incluíam: possível diminuição no número de cateterizações urinárias e ITUs, conforto do paciente, menos constrangimento para os pacientes e procedimento não invasivo.
- A análise da pesquisa levou à decisão de conduzir um estudo de avaliação sobre a mudança da prática.

Etapa 4. Projetar a mudança da prática
- Os documentos para mudança da prática foram desenvolvidos com base na síntese da literatura.

Figura 3.12 Aplicação do modelo para mudança da prática baseada em evidências: avaliação da implementação de um protocolo de ultrassonografia de bexiga: processo e resultados da Equipe de Utilização de Pesquisa Médico-cirúrgica (EUPMC) dos hospitais da West Virginia University.

- Os documentos foram aprovados, entre eles: Política e Protocolo da Ultrassonografia de Bexiga, Instrumento para Avaliação de Risco de ITU, Folha de Informações da Ultrassonografia de Bexiga.
- Foi realizado treinamento em serviço.

Etapa 5. Implementar e avaliar a mudança da prática
- Oito unidades incluídas no estudo eram médico-cirúrgicas.
- Os baixos escores dos indicadores de processo demonstraram que a implementação, ou o *marketing* do plano durante o piloto, não foi suficiente para afetar a mudança e os indicadores de resultados.
- A EUPMC reavaliou os documentos da ultrassonografia de bexiga e implementou um novo plano.
- A EUPMC decidiu desenvolver um "Líder da mudança" de uma unidade específica e envolver os gerentes de unidade no próximo piloto, em acompanhamento diário para melhorar a adesão dos enfermeiros ao novo Protocolo de Ultrassonografia de Bexiga.

Etapa 6. Integrar e manter a mudança da prática
- A EUPMC e os membros da equipe de cada unidade participante revisaram o protocolo existente, melhoraram o processo de documentação e revisaram o Plano de *Marketing* da Ultrassonografia de Bexiga.
- Quando os formulários a serem preenchidos foram eliminados, a adesão dos enfermeiros melhorou.
- Foi necessário comprar mais aparelhos de ultrassonografia de bexiga, em virtude da alta demanda pelo equipamento.

Figura 3.12 (*Continuação*)

projeto de PBE. Nesse caso, ela iria descartar o problema e buscar evidências que apoiassem um projeto de PBE para o segundo tópico mais votado. No exemplo de multivotação (Figs. 3.3 e 3.4), esse era o problema das quedas noturnas de pacientes idosos devido à síndrome do "pôr do sol" ou à necessidade de ir ao toalete. De outro modo, a equipe poderá optar por repetir a multivotação ou até mesmo repetir o processo de *brainstorming*, caso novas ideias tenham surgido durante a Etapa 1. Quando chegarem a um consenso sobre a definição do problema clínico, os membros da equipe estarão prontos para selecionar os resultados do paciente e as possíveis intervenções que serão utilizados na condução da pesquisa bibliográfica.

> **Caso 3.3 A Experiência de um Hospital**
>
> Nos HWVUs, após o término do primeiro projeto de luvas estéreis *versus* limpas, cinco equipes foram formadas. Elas foram chamadas de equipes de utilização de pesquisa (UP) para que não houvesse confusão em relação às equipes de prática já existentes; entretanto, as fontes de evidências utilizadas pelas equipes de UP foram além de somente pesquisas. Dessas cinco equipes, três concluíram os projetos na Etapa 3. Uma das razões foi que as evidências eram insuficientes para apoiar a mudança da prática. Outra razão, para pelo menos uma equipe, foi que esta representava um grupo de especialidades clínicas muito diverso para levar à seleção de um foco clínico específico. As duas equipes que de fato conduziram o trabalho para mudança da prática representavam, cada uma, uma única especialidade clínica. Subsequentemente, as equipes foram reorganizadas, formando nove grupos com interesses clínicos menos diversos. Depois, foram estimuladas a selecionar um tópico sobre o qual houvesse evidências suficientes para realizar uma mudança da prática. Por essa razão, uma equipe pode realizar atividades de todas as três primeiras etapas do modelo antes de finalizar a escolha do problema clínico que será o foco do projeto. A aplicação do modelo de PBE está resumida na Figura 3.12.[15] Evidências internas justificaram um projeto focalizado nas frequentes infecções do trato urinário.

RELACIONAR O PROBLEMA, AS INTERVENÇÕES E OS RESULTADOS

Utilizar Sistemas de Classificação e de Linguagem Padronizados

A equipe de prática baseada em evidências (PBE) relaciona a definição do problema explicada anteriormente com os resultados desejados e as potenciais intervenções, a fim de desenvolver um objetivo específico para o projeto de PBE. As etapas do processo de enfermagem por décadas têm sido utilizadas para conduzir o cuidado individualizado do paciente. Elementos do processo de enfermagem (diagnóstico de enfermagem, intervenções e resultados) podem ser utilizados para expressar a meta de um projeto de PBE. Mesmo sendo um referencial teórico bastante lógico para a definição do objetivo, pela familiaridade dos enfermeiros com o processo de enfermagem, sua utilização não é essencial para o sucesso da aplicação do modelo para mudança da PBE. Na verdade, muitas equipes aplicaram o modelo sem utilizar o referencial teórico do processo de enfermagem. Este subcapítulo enfatiza a relação entre o diagnóstico, as intervenções e os resultados de enfermagem. Depois, abordagens alternativas serão brevemente discutidas.

Por pelo menos quatro décadas, os enfermeiros aprenderam a planejar e gerenciar o cuidado aos pacientes utilizando o processo de enfermagem. Um considerável número de pesquisas para padronizar a linguagem desse processo resultou em vários sistemas de classificação, incluindo
- A North American Nursing Diagnoses Association (NANDA)[16]
- A Nursing Interventions Classification (NIC)[17]
- A Nursing Outcomes Classification (NOC)[18,19]
- O Omaha System[20-22]
- A Home Health Care Classification[23]
- O Perioperative Nursing Data Set[24]
- O Patient Care Data Set[25]
- A International Classification of Nursing Practice[26,27]

Essas classificações estão longe de ser estáticas, pois a pesquisa e o desenvolvimento continuam tornando-as extremamente úteis aos enfermeiros de cuidados. A intenção é fornecer uma linguagem relacionada à enfermagem, reconhecendo a relevância do cuidado que ela fornece. As justificativas para a utilização das linguagens padronizadas na prática incluem as seguintes:
- Melhorar a comunicação sobre o cuidado, com o uso de termos que sejam compreendidos por outros enfermeiros
- Organizar e aumentar o conhecimento sobre o cuidado
- Relacionar o conhecimento à tomada de decisão clínica
- Avaliar a efetividade do cuidado
- Identificar os recursos necessários
- Analisar os custos do cuidado
- Promover a comunicação entre os profissionais de diferentes organizações
- Desenvolver conjuntos de dados para sistemas de informação digital

A linguagem padronizada também fornece o referencial para a conceitualização específica do objetivo de um projeto de PBE focalizado em uma coorte de pacientes. Pensando na definição do problema já mencionada, a equipe iria consultar as classificações, primeiro selecionando o diagnóstico de enfermagem mais relevante para o problema. Por exemplo, em um projeto de PBE focalizado na redução dos efeitos adversos da confusão aguda em adultos idosos hospitalizados,[28] o diagnóstico de enfermagem da NANDA selecionado foi "confusão aguda". Há 188 diagnósticos de enfermagem na versão atual dessa associação.[16] Para cada diagnóstico de enfermagem, é apresentada uma definição, suas características definidoras e fatores relacionados. Essa informação ajuda a equipe a decidir o diagnóstico de enfermagem mais apropriado para o problema clínico. No caso de "confusão", ela ajuda a equipe a determinar se o problema é pertinente à confusão aguda ou à crônica.

A confusão aguda é definida como:
- Início abrupto de distúrbios transitórios de consciência, atenção, cognição e percepção que ocorrem durante um breve período de tempo.[16, p. 41]

Em contraste, a confusão crônica é definida assim:
- Uma deterioração irreversível, prolongada e/ou progressiva do intelecto e da personalidade, caracterizada por capacidade diminuída para a interpretação dos estímulos ambientais e para processos de pensamento intelectual, e manifestada por distúrbios da memória, da orientação e do comportamento.[16, p. 42]

A precisão dessas definições facilita a decisão sobre qual delas utilizar. A análise das características definidoras e dos fatores relacionados contribui para a decisão.

Estas são algumas características definidoras de *confusão aguda:*[16, p. 41]
- Flutuação na cognição
- Alucinações
- Agitação aumentada
- Falta de motivação para iniciar comportamento voluntário.

Estes são alguns fatores relacionados de *confusão aguda:*[16, p. 41]
- Mais de 60 anos de idade
- Abuso de álcool
- Abuso de drogas
- Delírio

Em contraste, algumas características definidoras de *confusão crônica* são:[16, p. 42]

- Evidência clínica de prejuízo orgânico
- Socialização prejudicada
- Memória antiga prejudicada
- Memória recente prejudicada

Algumas características definidoras de *confusão crônica* são:[16, p. 42]

- Doença de Alzheimer
- Trauma cranioencefálico
- Acidente vascular cerebral

As características definidoras indicam que a confusão aguda é transitória e reversível, ao contrário da crônica. A aguda não é uma ocorrência incomum quando da hospitalização de adultos idosos sem problemas de cognição. Pesquisas demonstraram que as intervenções podem ser efetivas na prevenção do desenvolvimento da confusão aguda durante a hospitalização. O desafio para os enfermeiros é implementar essas intervenções baseadas em pesquisas como um padrão de cuidado.

Identificar Intervenções Potenciais

Uma vez que a equipe tenha selecionado o diagnóstico de enfermagem mais apropriado para o problema clínico, a próxima tarefa é selecionar as possíveis intervenções. Cada uma das 514 intervenções na edição norte-americana da NIC* de 2004 possui uma definição e atividades diversas. De forma conveniente, uma seção da classificação relaciona os diagnósticos de enfermagem da NANDA com as intervenções de enfermagem potencialmente relevantes.[18]

No projeto de confusão aguda,[28] os enfermeiros selecionaram a intervenção NIC "controle do *delirium*", cuja definição é

- Fornecimento de um ambiente seguro e terapêutico ao paciente em estado agudo de confusão.[18, pp. 275-6]

Para o controle do delírio existem 36 atividades a serem escolhidas. Algumas das atividades são:

- Identificar os fatores etiológicos causadores do delírio

---

* N. do T.: Publicada no Brasil, em 2008, pela Artmed Editora.

- Monitorar de forma contínua o estado neurológico
- Permitir que o paciente mantenha os rituais que limitam a ansiedade
- Oferecer ao paciente informações sobre o que ocorre e o que pode ser esperado em termos de ocorrências futuras
- Manter um ambiente isento de riscos
- Usar as indicações do ambiente, como relógios, calendários e quadros
- Encorajar o uso de aparelhos auxiliares que aumentem a percepção sensorial, como óculos, aparelhos auditivos e dentaduras

As pesquisas têm apoiado a inclusão de atividades para cada intervenção da NIC. Ainda assim, os membros da equipe deverão considerar as atividades selecionadas como experimentais, até que eles façam a análise e a síntese das evidências durante a Etapa 3.

Selecionar os Indicadores de Resultados

Uma vez selecionados o diagnóstico de enfermagem e as intervenções experimentais, a equipe deverá selecionar os resultados a serem alcançados ao final do projeto de PBE. Podem ser resultados do paciente, do sistema de cuidados de saúde ou financeiros. O projeto de PBE deverá, no mínimo, ter por objetivo um resultado do paciente que seja importante para este. Esse é o resultado básico de interesse do projeto de PBE. Uma falha comum nessa fase do projeto é selecionar a *mudança da prática* como resultado. Realizar a mudança da prática é um processo, e é essencial para o alcance do resultado do paciente, bem como dos outros resultados. Assim, deverá ser considerada como um resultado intermediário, sendo o foco principal alcançar o resultado do paciente.

Para selecionar o resultado do paciente que o projeto de PBE deseja alcançar, a equipe analisa o diagnóstico de enfermagem, selecionado as intervenções experimentais e as opções de resultados em uma classificação de resultados de enfermagem padronizada. No projeto de confusão aguda,[28] os enfermeiros selecionaram o resultado da NOC "orientação cognitiva". Há 260 resultados nessa classificação. Cada um inclui um título, uma definição, um instrumento com indicadores para o alcance do resultado e uma escala de pontuação para pontuar cada indicador. O instrumento é um recurso poderoso para a equipe utilizar posteriormente, na avaliação do resultado antes e depois da mudança da prática, sobretudo se não houver qualquer outro instrumento para avaliar esse resultado. De forma conveniente, uma seção da classificação relaciona os diagnósticos de enfermagem da NANDA com resultados de enfermagem potencialmente relevantes.[18]

A definição para o resultado da NOC orientação cognitiva é
- Capacidade para identificar pessoas, locais e tempo[18, p. 172]

O instrumento para avaliar a orientação cognitiva abrange sete indicadores. Ele tem uma escala Likert de cinco pontos, sendo 1 = nunca demonstrado e 5 = consistentemente demonstrado. Exemplos de indicadores dessa escala são:[18, p. 172]
- Identifica a si mesmo
- Identifica a localização atual
- Identifica o ano correto

Após selecionar o resultado do paciente, a equipe deverá considerar a inclusão de resultados do sistema e financeiros relevantes. Esses resultados adicionais poderiam ser pertinentes a algum dado utilizado para justificar a seleção do problema clínico como foco do projeto. Por exemplo, reclamações de pacientes, famílias, funcionários e outros profissionais podem ter servido de impulso para a seleção do tópico, e um resultado selecionado poderia ser a redução do número de tais reclamações. Os dados podem indicar que pacientes classificados em um grupo diagnóstico estavam ficando hospitalizados por mais tempo do que o reembolsável, devido a complicações do problema clínico. Um resultado relevante seria reduzir o tempo de internação, de forma que este não excedesse o tempo reembolsável. Esse resultado não é trivial para os líderes do hospital, pois a instituição não recebe reembolso dos custos associados a dias extras de internação.

Outra possibilidade é que os dados obtidos anteriormente, na Etapa 1, possam ter demonstrado que os enfermeiros têm um conhecimento limitado sobre o problema clínico ou sobre as melhores evidências para lidar com ele. Esse foi o caso no projeto de confusão aguda,[28] determinando um resultado selecionado de aumentar os escores dos enfermeiros em um teste de conhecimentos após o término de uma aula sobre confusão aguda e manejo do delírio.

Desenvolver uma Meta Específica para o Projeto de Prática Baseada em Evidências

Tendo selecionado o diagnóstico de enfermagem, as intervenções experimentais e os resultados, a equipe deverá redigir uma frase concisa que os relacione. Essa frase torna-se o objetivo do projeto de PBE. Ela irá direcionar a busca de literatura na Etapa 3. A equipe também deverá ler a definição do objetivo no início de cada reunião para reafirmar a proposta do projeto. Para muitos projetos de PBE haverá uma grande quantidade de evidências, muitas sendo tangenciais para o alcance do resultado do paciente. Sem a revisão periódica do objetivo do projeto, a equipe poderá facilmente perder o foco, retardando o progresso nas etapas do modelo.

A seguir, duas definições do objetivo do projeto de confusão aguda:

- Para *alcançar* a orientação cognitiva (resultado) em idosos com confusão aguda (diagnóstico de enfermagem), iremos implementar um protocolo de prática que incorpore o manejo do delírio (intervenção de enfermagem).

- Para *manter* a orientação cognitiva (resultado) em idosos com *risco* para confusão aguda (diagnóstico de enfermagem), iremos implementar um protocolo de prática que incorpore o manejo do delírio (intervenção de enfermagem).

Ambas as definições são apropriadas para confusão aguda porque, em muitas ocasiões, os idosos não apresentam essa condição quando são admitidos no hospital. Entretanto, por serem idosos, estão em risco de desenvolvê-la, visto que estarão longe de seu ambiente doméstico e de seus padrões de vida habituais. A utilização de ambos os objetivos serve como guia à equipe de PBE para atender às necessidades de pacientes que apresentem risco de desenvolver confusão aguda e daqueles que de fato venham a desenvolvê-la.

Caso 3.2D Insuficiência Cardíaca Crônica

Selecionando o diagnóstico de enfermagem

Para o caso fictício de insuficiência cardíaca crônica, a definição do problema era: "readmissões não planejadas de pacientes com ICC, menos de 30 dias após a alta, devido a autocuidado inadequado". Tais readmissões são custosas ao hospital, pois os custos da readmissão não são reembolsados. Um dos objetivos da equipe era reduzir o número de readmissões não planejadas em menos de 30 dias após a alta. Para alcançar essa meta, a equipe tinha de definir um objetivo que abordasse o "autocuidado inadequado". A análise da classificação da NANDA revelou dois diagnósticos possíveis: conhecimento deficiente e manutenção ineficaz do regime terapêutico. A equipe decidiu formular um objetivo que abordasse cada um desses dois diagnósticos, uma vez que trabalhar apenas com o conhecimento deficiente não incluiria outras razões responsáveis pelo insucesso dos pacientes no manejo de sua ICC. A seguir, uma discussão do déficit de conhecimento e as intervenções e os diagnósticos de enfermagem relacionados. Após, existe uma aplicação da linguagem padronizada.

A definição de conhecimento deficiente é[16 p. 130]
- Ausência ou deficiência de informação cognitiva relacionada a um tópico específico.

Entre as características definidoras estão
- Seguimento inadequado de instruções
- Verbalização do problema

Os fatores relacionados incluem
- Falta de exposição
- Falta de capacidade de recordar
- Interpretação errônea de informação

Selecionando a intervenção de enfermagem

Analisando as 29 intervenções relacionadas ao diagnóstico de conhecimento deficiente, a equipe de PBE selecionou "ensino sobre o processo de doença".

A definição de ensino sobre o processo de doença é[17, p. 699]
- Ajudar o paciente a compreender informações relacionadas a determinado processo de doença.

Entre as 26 atividades para ensino sobre o processo de doença estão estas, selecionadas pela equipe de PBE:
- Avaliar o atual nível de conhecimento do paciente em relação ao processo de doença específico
- Discutir mudanças no estilo de vida que possam ser necessárias para prevenir complicações futuras e/ou controlar o processo de doença
- Descrever as razões que fundamentam as recomendações sobre controle/terapia/tratamento

- Orientar o paciente sobre os sinais e sintomas que devem ser relatados ao profissional da saúde

Selecionando os resultados de enfermagem

Analisando os 25 resultados relacionados ao diagnóstico de enfermagem da NANDA "conhecimento deficiente" e à intervenção de enfermagem "ensino sobre o processo de doença", a equipe de PBE selecionou o resultado da NOC "conhecimento sobre o regime de tratamento". A definição desse resultado é:

- Extensão da compreensão transmitida sobre um determinado regime de tratamento.

O instrumento para avaliar o conhecimento sobre o regime de tratamento possui 14 indicadores. Ele tem uma escala tipo Likert de cinco pontos, sendo 1 = nenhum e 5 = extensivo. Exemplos de indicadores dessa escala são:

- Descrição das responsabilidades de autocuidado para o tratamento em curso
- Descrição das responsabilidades de autocuidado para situações de emergência
- Descrição da dieta prescrita
- Descrição da medicação prescrita
- Desempenho de técnicas de automonitoramento

Objetivo específico para o projeto de PBE sobre a ICC

- Para melhorar o conhecimento sobre o regime de tratamento (resultado) para pacientes com ICC e conhecimento deficiente (diagnóstico de enfermagem), iremos implementar um protocolo para o ensino do processo de doença sobre a ICC (intervenção de enfermagem).

Note que a descrição do objetivo tanto para confusão aguda quanto para ICC contém um diagnóstico de enfermagem, uma intervenção de enfermagem e um resultado de enfermagem. Esses termos serão úteis para iniciar a busca das evidências na Etapa 2, durante a qual é provável que a equipe encontre evidências sobre intervenções de enfermagem relevantes mais específicas para o problema clínico do que as atividades gerais listadas na NIC. Da mesma forma, a equipe poderá encontrar um instrumento que seja mais específico para medir o alcance dos resultados do que o conjunto de indicadores mais gerais listados para o resultado na NOC. A equipe de PBE decidirá na Etapa 3 quais são as intervenções de enfermagem mais apropriadas com base em sua análise das evidências. Na Etapa 4, ao planejar a mudança da prática, a equipe decidirá quais instrumentos são mais apropriados para medir os resultados dos pacientes.

Determinar uma Meta para o Projeto de Prática Baseada em Evidências sem Utilização da Linguagem Padronizada

Utilização informal do processo de enfermagem

Muitas equipes de PBE aplicaram o modelo para mudança da PBE sem utilizar a linguagem padronizada. Algumas relacionaram o problema, que não necessariamente estava colocado como diagnóstico de enfermagem, com intervenções e resultados, sem utilizar as classificações. Entre as razões para a não utilização da linguagem padronizada estão
- Os enfermeiros não tinham familiaridade com sua existência e suas propostas.
- Os líderes de enfermagem não exigiam sua utilização no plano de cuidados.
- Os enfermeiros tinham dificuldade em conciliar sua utilização em um ambiente interdisciplinar.
- Os enfermeiros hospitalares podem achar embaraçoso fazer referência às três classificações mais utilizadas (NANDA, NIC e NOC).

Essas linguagens são relacionadas com enfermagem, mas muitos diagnósticos, intervenções e resultados também são relevantes às práticas de outras disciplinas da saúde.[29] Cada vez mais, os sistemas de informação computadorizados estão integrando a linguagem padronizada em seus módulos de planejamento do cuidado.[23,29-36] Isso irá simplificar a utilização da linguagem padronizada no planejamento e na documentação do cuidado ao paciente, além de criar oportunidades para que os enfermeiros utilizem os dados para a melhoria de qualidade e fins de pesquisa. Tais sistemas de informação computadorizados irão acelerar a adoção de achados de pesquisa na prática.

Formulação de perguntas que tenham respostas

Outra abordagem, focalizada em "elaborar perguntas que possam ser respondidas", foi desenvolvida para ser utilizada por médicos em busca da medicina baseada em evidências.[37] Essa abordagem também tem sido adotada por alguns enfermeiros.[38] Nela, elabora-se uma pergunta PICO, composta por:

- **P** paciente e/ou problema de interesse
- **I** intervenção principal
- **C** controle, ou intervenção de comparação, se houver
- **O** desfecho ("*outcome*")

Note os elementos em comum com o processo de enfermagem (intervenções e resultados). O paciente ou problema de interesse poderá ser classificado como diagnóstico médico ou problema clínico. A característica única é a inclusão de um controle ou intervenção de comparação. A seguir, uma aplicação de pergunta PICO em um caso de ICC.

Caso 3.2E Insuficiência Cardíaca Crônica

Elementos da pergunta PICO:
- **P** Pacientes com insuficiência cardíaca crônica com readmissão não planejada, em menos de 30 dias após a alta, devido a autocuidado inadequado
- **I** Orientação do paciente sobre o autocuidado pelo enfermeiro de assistência
- **C** Atenção de longo prazo fornecida por profissional de enfermagem, via telefone
- **O** Redução de 10% nas readmissões não planejadas em 30 dias após a alta

Pergunta PICO para a ICC:

Em pacientes com ICC com readmissão não planejada, em menos de 30 dias após a alta, devido a autocuidado inadequado, a atenção de longo prazo fornecida por profissional de enfermagem, via telefone, será mais efetiva do que a orientação do paciente sobre o autocuidado feita pelo enfermeiro assistencial para a redução em 10% do número de readmissões não planejadas em 30 dias após a alta?

Evidentemente, a utilização da abordagem da pergunta PICO poderá ajudar a equipe de PBE a ter estrutura para conduzir sua busca por evidências e para determinar uma meta a ser atingida. Entretanto, a linguagem poderá não ser tão precisa quanto as linguagens padronizadas de enfermagem. Além disso, alguns termos poderão não ter o mesmo significado entre os enfermeiros. Uma vez que tenha determinado seu objetivo para o projeto ou escrito a pergunta PICO, a equipe de PBE passará para a Etapa 2 a fim de encontrar as evidências. Em primeiro lugar, a equipe deverá rever seu cronograma e fazer os ajustes de acordo com a duração real da Etapa 1.

REFERÊNCIAS

1. St. Clair K, Larrabee JH. Clean vs. sterile gloves: Which to use for postoperative dressing changes? *Outcomes Manage.* 2002;6(1):17–21.
2. Fanning MF. Reducing postoperative pulmonary complications in cardiac surgery patients with the use of the best evidence. *J Nurs Care Qual.* Apr –Jun 2004;19(2):95–99.
3. Brassard MRD. *The Memory Jogger II: A Pocket Guide of Tools for Continuous Improvement & Effective Planning,* 1st ed. Methuen, MA: GOAL/QPC; 1994.
4. The Joint Commission. *Comprehensive Accreditation Manual for Hospitals: The Official Handbook.* Oakbrook Terrace, IL: The Joint Commission; 2008.
5. Rumsey DJ. *Statistics for Dummies.* Hoboken, NJ: Wiley; 2003.
6. Gonick L, Smith W. *The Cartoon Guide to Statistics.* New York: HarperPerennial; 1993.
7. George ML, Rowlands D, Price M, Maxey J. *The Lean Six Sigma Pocket Toolbook.* New York: McGraw-Hill; 2005.
8. Brassard M. *The Six Sigma Memory Jogger II: A Pocket Guide of Tools for Six Sigma Improvement Teams,* 1st ed. Salem, NH: GOAL/QPC; 2002.
9. The Joint Commission. Performance measurement initiatives. http://www.jointcommission.org/PerformanceMeasurement/ Performance-Measurement/. Acessado em 7 de março de 2007.
10. Centers for Medicare and Medicaid. Quality initiatives. http://www.cms.hhs.gov/QualityInitiativesGenInfo/. Acessado em 7 de março de 2007.
11. Centers for Medicare and Medicaid. Home health compare. http://www.medicare.gov/HHCompare/Home.asp?version=default &brows

er=IE%7C7%7CWinXP&language=English& defaultstatus=0&page list=Home&CookiesEnabledStatus= True. Acessado em 7 de março de 2007.

12. Centers for Medicare and Medicaid. Hospital compare. http://www.hospitalcompare.hhs.gov/Hospital/Search/SearchCriteria.asp?version=default&browser=IE%7C7%7CWinXP& language=English&default status=0&pagelist=Home. Acessado em 7 de março de 2007.

13. American Nurses Association. National Center for Nursing Quality. http://www.nursingquality.org/. Acessado em 7 de março de 2007.

14. University HealthSystem Consortium. Home page. http://www.uhc.edu/home.asp. Acessado em 7 de março de 2007.

15. Daniels C, Medical-Surgical Research Utilization Team (MSRUT). Application of the model for change to evidencebased practice: Evaluation of a bladder scanner protocol implementation: Process and outcomes. Morgantown, WV: West Virginia University Hospitals; 2007.

16. NANDA International. *Nursing Diagnoses: Definitions and Classification 2007–2008*. Philadelphia, PA: NANDA International; 2007.

17. Dochterman JM, Bulechek GM. *Nursing Interventions Classification (NIC)*. St. Louis, MO: Elsevier Mosby, Inc.; 2004.

18. Moorhead S, Johnson M, Maas M. *Iowa Outcomes Project: Nursing Outcomes Classification* (NOC). St. Louis, MO: Elsevier Mosby, Inc.; 2004.

19. Moorhead S, Johnson M, Maas M, Reed D. Testing the nursing outcomes classification in three clinical units in a community hospital. *J Nurs Meas*. Fall 2003;11(2):171–181.

20. Bowles KH, Martin KS. Three decades of Omaha System research: Providing the map to discover new directions. *Stud Health Technol Inform*. 2006;122:994.

21. Martin KS, Elfrink VL, Monsen KA, Bowles KH. Introducing standardized terminologies to nurses: Magic wands and other strategies. *Stud Health Technol Inform*. 2006;122:596–599.

22. Martin KS, Norris J. The Omaha System: A model for describing practice. *Holist Nurs Pract*. Oct 1996;11(1):75–83.

23. Saba VK. Nursing classifications: Home Health Care Classification System (HHCC): An overview. *Online J Issues Nurs*. 2002;7(3):9. http://www.nursingworld.org/MainMenu Categories/ANAMarketplace/ANAPeriodicals/OJIN/TableofCon tents/Vol31998/Vol3No21998/HHCC AnOverview.aspx.

24. American Perioperative Registered Nurses. Perioperative Nursing Data Set.http://www.aorn.org/PracticeResources/PNDS/. Acessado em 11 de julho de 2007.

25. Ozbolt JG, Fruchtnicht JN, Hayden JR. Toward data standards for clinical nursing information. *JAMIA.* 1994;1(2):175–185.

26. Hyun S, Park HA. Cross-mapping the ICNP with NANDA, HHCC, Omaha System and NIC for unified nursing language system development. International Classification for Nursing Practice. International Council of Nurses. North American Nursing Diagnosis Association. Home Health Care Classification. Nursing Interventions Classification. *Int Nurs Rev.* Jun 2002;49(2):99–110.

27. International Council of Nurses. International Classification of Nursing Practice. http://www.icn.ch/icnp.htm. Acessado em 18 de abril de 2007.

28. Rosswurm MA, Larrabee JH. A model for change to evidencebased practice. *Image J Nurs Sch.* 1999;31(4):317–322.

29. Smith K, Smith V. Successful interdisciplinary documentation through nursing interventions classification. *Semin Nurse Manag.* Jun 2002;10(2):100–104.

30. Larrabee JH, Boldreghini S, Elder-Sorrells K, et al. Evaluation of documentation before and after implementation of a nursing information system in an acute care hospital. *Comput Nurs.* Mar–Apr 2001;19(2):56–65; quiz 66-58.

31. Keenan G, Yakel E, Marriott D. HANDS: A revitalized technology supported care planning method to improve nursing handoffs. *Stud Health Technol Inform.* 2006;122:580–584.

32. Delaney C, Mehmert PA, Prophet C, et al. Standardized nursing language for healthcare information systems. *J Med Syst.* Aug 1992;16(4):145–159.

33. Brooks BA, Massanari K. Implementation of NANDA nursing diagnoses online. North American Nursing Diagnosis Association. *Comput Nurs.* Nov–Dec 1998;16(6):320–326.

34. Prophet CM. The evolution of a clinical database: From local to standardized clinical languages. *Proc AMIA Symp.* 2000:660–664.

35. Allred SK, Smith KF, Flowers L. Electronic implementation of national nursing standards—NANDA, NOC and NIC as an effective teaching tool. *J Healthc Inf Manag.* Fall 2004; 18(4):56–60.

36. Flo K. Nursing documentation with NANDA and NIC in a comprehensive HIS/EPR system. *Stud Health Technol Inform.* 2006;122:1009.

37. Sackett DL. Evidence-based medicine: how to practice and teach EBM. 2nd ed. Edinburgh: Churchill Livingstone; 2000.
38. Melnyk BM, Fineout-Overholt E. *Evidence-Based Practice in Nursing & Healthcare: A Guide to Best Practice.* Philadelphia: Lippincott Williams & Wilkins; 2005.
39. Sparks A, Boyer D, Gambrel A, et al. The clinical benefits of the bladder scanner: A research synthesis. *J Nurs Care Qual.* Jul–Sep 2004; 19(3):188–192.

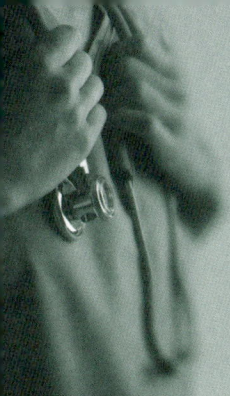

Capítulo 4
ETAPA 2: LOCALIZAR AS MELHORES EVIDÊNCIAS

- **IDENTIFICAR TIPOS E FONTES DE EVIDÊNCIAS**
  - *Guidelines* de prática clínica
  - Revisões sistemáticas
  - Pesquisa
    - Tópicos de avaliação crítica
  - Relatórios de comitês de especialistas

- **REVER CONCEITOS DE PESQUISA**
  - Pesquisa quantitativa
    - Introdução
    - Validade interna
      - Ameaças à validade interna
    - Validade externa
    - Desenhos de pesquisa
  - Pesquisa qualitativa
    - Introdução
    - Tradições da pesquisa qualitativa
    - Análise
    - Confiabilidade
      - Credibilidade
      - Reprodutibilidade
      - Confirmabilidade
      - Transferibilidade

- Contribuições da pesquisa qualitativa para a prática baseada em evidências

■ PLANEJAR A BUSCA E A ANÁLISE
- *Guidelines* para a realização de uma revisão sistemática
  - Questão de pesquisa
  - Estratégia de busca
  - Critérios de inclusão
  - Avaliação crítica
    - Selecionar ou desenvolver instrumentos de avaliação crítica para diferentes tipos de evidências
    - Selecionar ou projetar uma planilha ou tabela de evidências para mostrar os dados sobre as evidências da pesquisa
  - Síntese

■ CONDUZIR A BUSCA
- Aprender a realizar buscas utilizando as bases de dados eletrônicas
- Dicas para a busca de evidências
- Exemplos de busca de evidências

IDENTIFICAR TIPOS E FONTES DE EVIDÊNCIAS

Nesta etapa, a equipe de prática baseada em evidências (PBE) localiza as melhores evidências disponíveis que são relevantes para o objetivo do projeto. Entre os tipos de evidência estão os *guidelines* de prática clínica, as revisões sistemáticas, os relatórios de pesquisa e os relatórios de comitês de especialistas. Esses tipos de evidências produzem evidências para a prática que variam em qualidade e credibilidade. Um exemplo de força hierárquica da evidência está na Figura 4.1, com as evidências listadas em ordem de força descendente. As revisões sistemáticas, os *guidelines* de prática clínica,

Nível	Descrição*
1a	Revisão sistemática de ensaios clínicos randomizados com homogeneidade
1b	Um ensaio clínico randomizado apropriadamente, com um intervalo de confiança pequeno
1c	Estudos clínicos controlados, bem-delineados, sem randomização
2a	Revisão sistemática de estudos de coorte com homogeneidade
2b	Um estudo de coorte
3a	Revisão sistemática de estudos de caso-controle com homogeneidade
3b	Um estudo de caso-controle
4	Estudos descritivos correlacionais, estudos descritivos comparativos, série de casos
5	Opinião de especialistas clínicos respeitados, estudos descritivos, relatos de caso, ou relatórios de comitês de especialistas

*Baseado em outras hierarquias de nível de evidência[9,59]

Figura 4.1 Hierarquia de evidências para a prática.

os relatórios de pesquisa e os relatórios de comitês de especialistas estão disponíveis impressos ou na internet.

Guidelines de Prática Clínica

"Os *guidelines* de prática clínica são diretivas desenvolvidas de maneira sistemática para auxiliar as decisões do profissional e do paciente sobre os cuidados de saúde apropriados para circunstâncias clínicas específicas."[1, p. 38]

Um *guideline* de prática clínica é um documento que apresenta recomendações para a prática baseadas em revisões sistemáticas das evidências disponíveis. Geralmente, um *guideline* de prática clínica é desenvolvido por um grupo de especialistas no conteúdo, que preparam tabelas e evidências e categorizam cada recomendação com base na força da evidência. A intenção desses *guidelines* é oferecer aos profissionais informações para a tomada de decisão clínica por meio do ensino e da educação continuada.[2]

Deve ser considerado pela equipe de PBE buscar um *guideline* de prática clínica que seja relevante para seu projeto antes de procurar relatórios de pesquisa. Caso a equipe o encontre, o tempo necessário para a crítica e a síntese das evidências será reduzido. A equipe poderia limitar a busca por outras formas de evidência a partir do ano de publicação do *guideline* de prática clínica. Há várias fontes de *guidelines* de prática clínica na internet (ver Apêndice A deste capítulo).

O National Guideline Clearinghouse® (NGC) é uma base de dados de *guidelines* de prática clínica baseados em evidências de acesso gratuito. O NGC funciona sob a tutela da Agency for Healthcare Research and Quality, do U. S. Department of Health and Human Services. O conteúdo do NGC inclui

- Resumo dos *guidelines* e de seu desenvolvimento
- *Links* para o texto completo dos *guidelines* ou informações para a solicitação de cópias impressas
- *Download* em PDA, para *palm*, do resumo dos *guidelines* do NGC

Uma vez que o *guideline* localizado pelo NGC é resumido e não necessariamente o texto completo, é possível que os membros da equipe de PBE tenham de acessar seu texto completo antes de realizar sua avaliação crítica.

Entre os *sites* específicos para acessar os *guidelines* das melhores práticas em enfermagem estão:

- **Registered Nurses Association of Ontario**
  Guidelines das Melhores Práticas disponíveis para compra:
  – http://www.rnao.org/bestpractices/index.asp
- **JBI ConNect by Joanna Briggs Institute for Evidence Based Nursing and Midwifery – há uma taxa de inscrição:**
  – http://www.jbiconnect.org/index.php
- **University of Iowa Gerontological Nursing Interventions Research Center –** *guidelines* **disponíveis para compra:**
  – http://www.nursing.uiowa.edu/consumers_patients/evidence_based.htm
- **Association of Women's Health, Obstetric, and Neonatal Nurses (AWHONN) – Padrões e *Guidelines* – disponíveis para compra:**
  – http://www.awhonn.org/awhonn/

- Emergency Nursing World:
  - http://www.enw.org/TOC.htm
- American Association of perioperative Nurses – Recursos de Práticas disponíveis para compra:
  - http://www.aorn.org/
- McGill University Health Centre – *links* para os *guidelines*:
  - http://muhc-ebn.mcgill.ca/index.html

Revisões Sistemáticas

Uma revisão sistemática é uma análise crítica, feita com a utilização de uma metodologia rigorosa, de pesquisas originais identificadas por uma busca abrangente da literatura. Uma revisão sistemática apresenta conclusões sobre as melhores evidências atuais sobre um tópico. Uma metanálise é um tipo de revisão sistemática, "é a combinação estatística de pelo menos dois estudos para produzir uma estimativa única sobre o efeito da intervenção para a saúde em análise".[3, p. 700]

Existe um número crescente de revisões sistemáticas disponíveis. As vantagens dessas revisões para os enfermeiros é que elas fornecem informações sobre as melhores evidências e sua generalização ou aplicabilidade em diversos ambientes de trabalho.[4] A utilização de revisões sistemáticas reduz o tempo necessário para fazer a mudança para a PBE, pois a equipe não precisa procurar, fazer a análise crítica e sintetizar todas as evidências de pesquisa. Ela pode limitar a busca a outras formas de evidência a partir do ano de publicação da revisão sistemática.

A equipe de PBE deve considerar buscar revisões sistemáticas antes da busca por pesquisas originais. Hoje, a maior base de dados de revisões sistemáticas é a Cochrane Library (Biblioteca Cochrane), desenvolvida pela Cochrane Collaboration, fundada em 1993. Ela produz e dissemina revisões sistemáticas sobre a efetividade das intervenções em saúde.[5] Algumas organizações de cuidados de saúde assinam a Cochrane Library ou têm acesso a ela graças aos convênios com universidades. De outra maneira, uma revisão pode ser comprada dessa biblioteca clicando sobre o *link* para a cópia em PDF da revisão sistemática desejada e seguindo as instruções. Ela pode ser acessada em http://www.cochrane.org/index.htm.

A Campbell Collaboration, iniciada em 2000, produz e dissemina revisões sistemáticas sobre a efetividade das intervenções nas áreas social, comportamental e educacional.[6] Revisões sistemáticas podem ser compradas em http://www.campbell-collaboration.org/.

Outras bases de dados para revisões sistemáticas também estão disponíveis *on-line* (ver Apêndice B).

Pesquisa

Pesquisa é a investigação rigorosa, sistemática, para desenvolver ainda mais o conhecimento existente e produzir novos conhecimentos para instruir a prática. Os recursos eletrônicos fazem a busca pela pesquisa mais fácil de manejar, mais eficiente e mais completa do que as do passado, quando índices impressos eram o melhor recurso. Alguns recursos eletrônicos são gratuitos, enquanto outros requerem uma taxa para uso. Para acessar qualquer um deles, é necessário um computador com acesso à internet e um buscador. Algumas bases de dados para pesquisa são gratuitas (ver Apêndice C) e outras requerem uma assinatura (ver Apêndice D). A equipe de PBE conseguirá acessar aquelas que são assinadas pela organização de cuidados de saúde ou pela universidade afiliada.

A equipe de PBE deverá considerar o início de sua busca por relatórios de pesquisa pelo PubMed. Ele indexa um grande número de periódicos e sua utilização é gratuita. O PubMed e o Cumulative Index of Nursing and Allied Health Literature (CINAHL) são bases de dados diferentes, cada uma indexando alguns periódicos que a outra não contém. Portanto, quando acessível, a equipe também deverá pesquisar no CINAHL. Se outras bases de dados relevantes estiverem acessíveis, a equipe deverá considerar a realização de buscas também nessas bases para ter certeza de que realizou uma pesquisa abrangente.

Tópicos de avaliação crítica

Um tópico de avaliação crítica é um resumo estruturado de um artigo de periódico médico.[7] Alguns estão publicados na literatura científica; outros, estão disponíveis *on-line*. A equipe de

PBE poderá decidir pela inclusão de um tópico de avaliação crítica como evidência em seu projeto. Entretanto, também deverá realizar uma avaliação crítica dos relatórios de pesquisa original para formar seus próprios julgamentos sobre a pesquisa. Os tópicos de avaliação crítica podem ser acessados *on-line* (ver Apêndice E).

Relatórios de Comitês de Especialistas

O último tipo de evidência a ser considerado são os relatórios de comitês de especialistas, que são recomendações consensuais baseadas inicialmente na experiência clínica dos membros do comitê. Alguns relatórios desses comitês poderão também ser baseados em evidências científicas. Além de serem chamados de relatórios de comitês de especialistas e recomendações consensuais, eles poderão ser chamados de recomendações de posicionamento ou padrões da prática, sobretudo quando editados por organizações de enfermagem.

Caso 4.1 Exemplo de uma Recomendação Consensual sobre a Insuficiência Cardíaca Crônica

Um painel de especialistas da Association of Palliative Medicine Science Comittee analisou as evidências sobre a efetividade do uso de oxigênio no alívio da falta de ar na doença pulmonar obstrutiva crônica (DPOC), no câncer avançado e na insuficiência cardíaca crônica (ICC). Foram localizados poucos estudos clínicos randomizados. Não havia estudos relevantes para ICC e poucos sobre o câncer avançado. Havia ensaios clínicos randomizados sobre a DPOC, mas poucos avaliaram a redução da falta de ar como medida de resultado. As recomendações basearam-se nas evidências disponíveis e nas opiniões de especialistas, incluindo a do relatório do Royal College of Physicians.[8]

Alguns comitês de especialistas estão desenvolvendo uma metodologia estruturada. Por exemplo, estas são as etapas do processo utilizado no National Institute of Health (NIH) Consensus Development Program (Programa de Desenvolvimento de Consensos do National Institute of Health):

1. É formado um painel independente de especialistas

2. Quatro a seis questões sobre eficácia, riscos e aplicações clínicas de uma tecnologia e uma sobre as recomendações para pesquisas futuras são o foco de uma conferência de consenso
3. Uma revisão sistemática da literatura pertinente às questões é preparada para ser utilizada pelo painel de especialistas por um dos Evidence – Based Practive Centers na Agency for Healthcare Research and Quality
4. Os especialistas convidados apresentam dados para o painel em sessões públicas, seguidas de discussão; então, o grupo prepara o consenso durante uma sessão executiva
5. Depois, o rascunho do consenso preparado é apresentado em uma plenária, seguido de discussão pública; o texto final é publicado em http://consensus.nih.gov

Deve ser considerado pela equipe de PBE procurar relatórios de comitês de especialistas caso tenha encontrado pouca ou nenhuma evidência após uma busca abrangente por *guidelines* de prática clínica, revisões sistemáticas e relatórios de pesquisa. Os relatórios de comitês de especialistas podem ser encontrados nos *websites* de organizações profissionais ou na literatura. Posicionamentos de enfermagem ou padrões da prática estão disponíveis *on-line* (ver Apêndice F).

Alguns *websites* de organizações profissionais poderão não postar textos de posicionamentos ou padrões da prática. Dos que o fazem, alguns têm um *link* na *home page* com o título "recomendações de posicionamento" ou "padrões da prática". Em outros *sites*, a equipe terá de procurar por essas informações, se houver uma ferramenta para busca.

Muitos relatórios de comitês de especialistas são publicados. Portanto, realizar uma busca nas bases de dados eletrônicas irá identificar qualquer desses relatórios que seja relevante para o tópico da equipe de PBE. Outra maneira de identificar tais relatórios é fazer uma busca na internet com ferramentas como o Google ou o Yahoo, utilizando as palavras-chave "relatório de comitês de especialistas" ou "padrões da prática" ou "declarações de posicionamento". Um cuidado sobre a busca de evidências na internet: os achados poderão não ser baseados em evidências científicas. Além disso, é provável que muitos resultados sejam duplicatas dos achados das busca nas bases de dados eletrônicas ou *websites* profissionais ou governamentais. Por exemplo, uma busca no Google com as palavras "relatório de comitês de especialistas" e "insuficiência cardíaca crônica" gerou centenas de resultados. Todos os das primeiras páginas eram artigos publicados, indicando que eles poderiam ter sido localizados por buscas nas bases de dados eletrônicas.

Haverá alguns problemas clínicos para os quais não exista uma revisão sistemática ou um *guideline* de prática clínica disponíveis. Portanto, os membros da equipe de PBE precisam aprender ou revisar informações importantes sobre pesquisa e como analisá-la criticamente.

REVER CONCEITOS DE PESQUISA

Para fazer a análise crítica, os membros da equipe de PBE precisam entender os diferentes desenhos de pesquisa e os fatores que influenciam os desenhos para que produzam a melhor evidência sobre a efetividade de uma intervenção. A pesquisa pode ser classificada como quantitativa ou qualitativa. A seguir, há uma introdução geral aos conceitos básicos da pesquisa. Visto que a maioria das evidências sobre a efetividade das intervenções é produzida por pesquisa quantitativa, a ênfase será nesse tipo de pesquisa.

Pesquisa Quantitativa

Introdução

A proposta da pesquisa quantitativa, dependendo da questão de interesse e do desenho do estudo, é descrever um conceito com profundidade, apresentar dados sobre a incidência de um problema ou de uma complicação de saúde, identificar associações entre variáveis, examinar diferenças entre grupos ou épocas, identificar preditores de um resultado e avaliar a efetividade de uma intervenção. Entre os exemplos de questões de pesquisa para as quais a pesquisa quantitativa é a abordagem investigativa apropriada estão

- O que é o autocuidado para pacientes com ICC?

- Qual é o percentual de ICC no senso hospitalar anual desta instituição?
- Qual é a relação entre o autocuidado e a hospitalização não planejada de pacientes com ICC?
- Quais são as diferenças no número de internações não planejadas entre um grupo de pacientes com ICC que recebem o cuidado usual e um grupo de pacientes com ICC que recebem atenção a longo prazo com enfermeiro especialista?
- Quais são os preditores da hospitalização não planejada para o tratamento da ICC?
- Qual a efetividade de uma intervenção que consiste no gerenciamento da doença em longo prazo, por um enfermeiro especializado, na redução de hospitalizações e mortalidade?

Para responder a questões desse tipo, a pesquisa quantitativa:
- Apoia-se na análise estatística de *números* que representam escores para os conceitos mensurados
- Apoia-se na medida de conceitos com instrumentos tanto fisiológicos quanto de atitudes
- Refere-se aos conceitos medidos como variáveis; sendo as categorias mais básicas de variáveis:
  – Dependente ou resultado: variáveis que você deseja influenciar
  – Independente: variáveis que têm a intenção de produzir, ou que se espera que produzam, uma alteração na variável dependente
    ▪ Uma intervenção é um tipo de variável independente
  – De confusão: variáveis diferentes da variável independente que podem influenciar a variável dependente ou independente, confundindo a interpretação dos resultados
- Sustenta-se em um número suficiente de participantes para ter poder suficiente para identificar a efetividade de uma intervenção ou as relações entre as variáveis
  – Uma amostra maior é mais representativa da população amostrada
  – Magnitude do efeito é a força da relação entre as variáveis e pode variar de muito pequena a muito grande

- O poder para detectar o efeito de uma intervenção depende do tamanho da magnitude do efeito e do número de participantes
- Quanto menor a magnitude do efeito detectado, maior será a amostra necessária
- A significância da magnitude do efeito ou da relação é calculado estatisticamente
  - Significância é relatada como probabilidade ou p-valor
  - O nível tradicional de significância utilizado na maioria dos estudos é $p < 0,05$
  - Um $p < 0,05$ significa que em apenas 5 de 100 vezes o efeito, ou a relação, seria detectado pelo acaso, em vez de por um efeito ou relação real

Validade interna

Para que os leitores confiem nos resultados de um estudo, ele deve ter validade interna. Validade interna, ou o quanto se pode confiar na inferência de que a variável independente, assim como a intervenção, influencia a variável dependente, sustenta-se em
- Confiabilidade e validade do instrumento
  - Confiabilidade do instrumento: a consistência com que um instrumento mensura a variável
  - Validade do instrumento: o grau com que o instrumento mede o conceito de interesse
- O quanto um estudo é desenhado para controlar a influência das variáveis de confusão: quanto maior for esse controle, mais forte será a evidência produzida pelo estudo

Uma validade interna fraca ou questionável limita a força da evidência do estudo e é uma *preocupação-chave na avaliação crítica de um artigo de pesquisa.*

Ameaças à validade interna

A força do desenho da pesquisa depende do quanto ele controla as ameaças à validade interna. Existem ameaças tanto externas quanto internas à validade interna que devem ser controladas.
- Controlar as ameaças *externas* à validade interna significa assegurar a constância das condições de coleta de dados pelos seguintes métodos:
  - Constância de tempo (hora do dia ou ano), se relevante

- Constância da implementação da intervenção
- Constância da abordagem na coleta de dados (utilização de roteiros na ocasião do recrutamento de participantes ou na condução das entrevistas)

Outra condição a ser considerada é a utilização de ambientes homogêneos para minimizar a influência da diversidade sobre a variável dependente. Também, evitar a introdução de outras iniciativas que poderiam influenciar a variável dependente.

- Controlar as ameaças *internas* à validade interna significa controlar a variabilidade das características dos participantes do estudo (variáveis de confusão) que poderiam influenciar a variável dependente. Isso é feito por meio do plano de amostragem. A seguir, exemplos de planos de amostragem:
  - Randomização: controla *todas* as variáveis de confusão potenciais
  - Planos alternativos quando a randomização não é possível:
    - Homogeneidade: excluir possíveis participantes com uma potencial característica de confusão (p. ex., fumantes)
    - Bloqueio: incluir as potenciais variáveis de confusão no desenho como variáveis independentes, por exemplo, pré-planejar uma comparação entre os grupos com base nas diferenças de uma característica (fumantes *versus* não fumantes)
    - Pareamento: para cada participante do grupo de intervenção, ter um participante no grupo-controle (sem a intervenção), que é pareado com base em todas as possíveis variáveis de confusão, como sexo, idade, tabagismo ou não, e assim por diante

Validade externa

Para que os leitores possam julgar se os achados do estudo são aplicáveis em seu local de trabalho, o estudo deve ter *validade externa*. A validade externa ou capacidade de generalização, que significam a aplicabilidade dos achados do estudo para outros ambientes e populações além daqueles do estudo, dependem muito das características da amostra do estudo e de quão representativos da população em geral são os participantes.

Desenhos de pesquisa

Os desenhos de pesquisa podem ser experimentais ou não experimentais. Os estudos experimentais são o melhor desenho para investigar a efetividade de uma intervenção. Esses estudos têm três componentes:
- Uma intervenção, ou seja, a manipulação da variável independente
- Um grupo-controle
- Distribuição randomizada dos participantes nos grupos experimental e controle

A seguir, uma descrição de desenhos de pesquisa em ordem descendente, com base na habilidade de controle das ameaças internas à validade interna.[9, M-21,10]
- Um ensaio clínico randomizado (estudo experimental) é considerado o "padrão ouro" para a investigação da efetividade de uma intervenção.
- Estudos quase-experimentais são os segundos melhores desenhos para investigar a efetividade de uma intervenção. A limitação é que eles não têm a distribuição randomizada para os grupos experimental e controle.
- Estudos de coorte são desenhos longitudinais que seguem um grupo de pessoas (uma coorte), examinando como a exposição a algum fator de risco suspeito (p. ex., fumar) difere entre o grupo, para identificar se a exposição tem probabilidade de causar um evento específico (p. ex., câncer de pulmão).[11]
- Estudos de caso-controle são estudos transversais que examinam um grupo de pessoas que passaram por um evento adverso (p. ex., câncer de pulmão) e um grupo de pessoas que não passaram pelo mesmo evento, para determinar como a exposição a um fator de risco suspeito (p. ex., fumar) diferiu entre os dois grupos.[11]
- Estudos descritivos comparativos confrontam diferenças em uma variável, tanto entre dois ou mais grupos como em um mesmo grupo, em diferentes períodos de tempo. Achar uma diferença significativa entre os grupos ou períodos de tempo não determina causalidade.

- Projetos de correlação descritiva medem pelo menos duas variáveis e avaliam suas relações. Encontrar uma relação não determina causalidade.
- Projetos descritivo-exploratórios medem e descrevem apenas uma variável. Esse projeto é apropriado quando a questão de pesquisa é sobre um conceito para o qual exista pouca ou nenhuma informação descritiva.

Para alguns membros da equipe de PBE, essa introdução à pesquisa quantitativa irá reavivar a memória dos conhecimentos sobre pesquisa; entretanto, para a maioria dos membros, essas serão novas informações. Os membros da equipe deverão discutir sua necessidade de consultar um enfermeiro pesquisador para ensinar e orientar a equipe sobre pesquisa. Outros recursos para ajudar os membros da equipe a desenvolverem as habilidades necessárias para ler e avaliar uma pesquisa incluem artigos de periódicos, livros e guias de pesquisa. Um guia de pesquisa foi escrito por Borbasi, Jackson e Langford[12] para enfermeiros assistenciais.

Artigos de periódicos foram identificados como a principal fonte de informação utilizada pelos enfermeiros.[13] Vários artigos de periódicos apresentam uma introdução à pesquisa[14] e uma descrição de como fazer a crítica de um estudo.[15-21] Uma série de 12 artigos[22-33] discute aspectos diversos da crítica à pesquisa, como as ameaças à validade interna, bem como o modo de interpretar diferentes testes estatísticos e a validade e confiabilidade de instrumentos de medida. Finalmente, há também recursos *on-line*, incluindo tutoriais, boletins informativos e cursos de pesquisa em enfermagem (ver Apêndice G).

Pesquisa Qualitativa

Introdução

A proposta da pesquisa qualitativa é estudar os fenômenos humanos utilizando metodologias holísticas. Por exemplo, a fenomenologia descreve um fenômeno de interesse, a *"grounded theory"* (ou teoria fundamentada em dados) explica o processo social e a etnografia descreve a cultura. A pesquisa qualitativa fornece um profundo conhecimento holístico, incorporando as influências contextuais. O produto final é uma descrição detalhada ou densa de um fenômeno, de um modelo de processos ou de uma cultura.[10,34]

Exemplos de questões para as quais a pesquisa qualitativa é a abordagem investigativa apropriada incluem

- Como os pacientes com ICC definem o autocuidado?
- Como é a experiência "vivida" de adaptação à ICC?
- Qual é o processo social básico de ser parceiro do profissional da saúde no cuidado de longo prazo da ICC?
- Como é a cultura da clínica sobre a ICC?

Em geral, a pesquisa qualitativa se apoia em[34]

- Análise de textos, observação e artefatos.
- O pesquisador funciona como instrumento de pesquisa.
  - Isso contrasta com a pesquisa quantitativa, na qual o pesquisador utiliza medidas objetivas e análise estatística.
- Coleta de dados por meio de conversação informal; entrevistas não estruturadas; análise de documentos e exame de artefatos; fotografias, vídeos e outros materiais similares.
- Análise que inicia com os dados do primeiro participante e é contínua.
- Seleção adequada de participantes que possam ser bons informantes, o que significa que conhecem e podem conversar sobre o que o pesquisador está investigando.
- Amostragem que alcança a saturação dos dados, o que significa que não emergem novos temas quando novos participantes são adicionados.
  - As entrevistas tendem a começar por amostragem de conveniência e, dependendo da pergunta de pesquisa e da tradição de pesquisa, passam para outras estratégias de amostragem.
    - Bola-de-neve é o recrutamento de participantes dentre as pessoas que já participaram.
    - Amostragem proposital é o recrutamento deliberado de participantes que possam fornecer informações mais profundas sobre algum aspecto da descrição em desenvolvimento.
    - Outros planos de amostragem são empregados, conforme apropriado.
    - A amostragem é interrompida quando se alcança a saturação dos dados.

– O tamanho das amostras tende a ser menor do que na pesquisa quantitativa.
  ▪ Fenomenologia: 10 ou menos
  ▪ Etnografia e *"grounded theory"*, ou teoria fundamentada em dados: 20 a 40
• Escrever ou digitar transcrições das entrevistas; escrever memorandos sobre as entrevistas, observações ou exames de outras fontes de dados; e manter um registro, para auditoria, das decisões tomadas durante a análise.

Tradições da pesquisa qualitativa

Existem várias abordagens ou tradições na pesquisa qualitativa. As mais comuns na literatura de enfermagem são
• Análise de conteúdo
  – Proposta: Descrever um conceito, fenômeno ou evento
  – Produto: Uma descrição
• *"Grounded theory"*, ou teoria fundamentada em dados
  – Proposta: Explorar processos sociais no âmbito das interações humanas
  – Produto: Explicações dos processos e estruturas sociais que são baseados em dados empíricos
• Fenomenologia
  – Proposta: Descrever a essência da experiência vivida em algum aspecto da vida diária
  – Produto: Uma descrição densa do fenômeno
• Etnografia
  – Proposta: Desenvolver teorias de cultura
  – Produto: Uma descrição e análise factual de aspectos do modo de vida de uma cultura ou subcultura específicas

Análise

A análise na pesquisa qualitativa geralmente acontece em duas fases, chamadas de (1) reducionista e (2) construcionista.[10,34] Primeiro, na fase reducionista, o pesquisador lê as transcrições e memorandos e codifica segmentos desses dados. Depois, examina os códigos, em busca de temas e observando suas marcas conceituais. Em geral, esse é um processo interativo, não linear, o que significa que, ao considerar os temas de maneira crítica, o pesquisador constantemente vai e volta, examinando os temas e os códigos que os sugeriram. Isso é chamado de "comparação constante". Por esse processo, os temas "emergem".

Depois, durante a fase construcionista da análise, o pesquisador constrói uma descrição abrangente do fenômeno, um modelo de processos sociais ou a descrição de uma cultura.

Confiabilidade

A noção de confiabilidade é para a pesquisa qualitativa o que a validade é para a pesquisa quantitativa. Devido às diferenças entre esses dois tipos de pesquisa, os critérios para validade que se aplicam à pesquisa quantitativa não se aplicam à qualitativa. Uma abordagem bem aceita para a avaliação da pesquisa qualitativa inclui os quatro critérios a seguir:[35,36]

- Credibilidade
- Reprodutibilidade
- Confirmabilidade
- Transferibilidade

Credibilidade

Credibilidade é o equivalente qualitativo da validade interna na pesquisa quantitativa. Ao fazer uma análise crítica da credibilidade de um estudo qualitativo, a pergunta que se quer responder é: os achados refletem a realidade? A credibilidade depende de muitos aspectos do estudo, incluindo a qualificação do pesquisador para conduzir o trabalho; o quanto este utilizou uma tradição de pesquisa já estabelecida; se o plano amostral foi ou não apropriado para responder à pergunta de pesquisa; se o pesquisador realizou ou não uma verificação entre os membros, partilhando resultados e obtendo *feedback* de alguns dos participantes; e o quão profunda é a descrição do fenômeno, modelo de processo social ou cultura.

Reprodutibilidade

A reprodutibilidade diz respeito a se o estudo pode ou não ser replicado por outro pesquisador. Para satisfazer a esse critério, o relatório do estudo qualitativo deve fornecer uma descrição suficientemente detalhada do desenho de pesquisa e dos procedimentos utilizados na coleta e análise dos dados, além de uma análise crítica da forma como a metodologia de pesquisa foi implementada.

Confirmabilidade

Confirmabilidade é o equivalente qualitativo da objetividade na pesquisa quantitativa e diz respeito a se os achados refletem ou não as experiências dos participantes e não apenas a do pesquisador. Para satisfazer a esse critério, o relatório do estudo qualitativo deve fornecer uma descrição suficientemente detalhada das preconcepções do próprio autor e de como estas influenciaram as decisões durante a pesquisa.

Transferibilidade

Transferibilidade é o equivalente qualitativo da generalização na pesquisa quantitativa, significando o quanto os achados de um estudo qualitativo podem ser aplicados em outros ambientes. Esses achados são altamente dependentes do contexto no qual ele foi conduzido. Por isso, raras vezes os pesquisadores qualitativos fazem inferências sobre a transferibilidade para outros ambientes.[36] Para que os leitores possam julgar a transferibilidade potencial para seu próprio ambiente, o relatório da pesquisa deverá conter uma descrição completa dos fatores contextuais que influenciaram os achados.

Da mesma forma que ocorreu com a pesquisa quantitativa, essa introdução à pesquisa qualitativa poderá reavivar a memória de alguns participantes da equipe de PBE, mas, para a maioria dos membros, essa será informação nova. A equipe poderá se beneficiar com aulas e orientação sobre pesquisa qualitativa por um enfermeiro pesquisador. Outros recursos para ajudar nas habilidades necessárias à leitura[37,38] e à análise da pesquisa qualitativa são artigos de periódicos,[39-42] livros e guias de pesquisa, incluindo aquele previamente mencionado neste livro.[12] Recursos educativos para aprender sobre pesquisa qualitativa e sobre como analisá-la criticamente estão disponíveis *on-line* (Apêndice H).

Contribuições da pesquisa qualitativa para a prática baseada em evidências

Durante a década passada, houve evidências cada vez mais persuasivas de que a pesquisa qualitativa tem potencial para fazer diversas contribuições importantes na mudança para a prática baseada em evidências.[43-50] Uma análise crítica da literatura[45] concluiu que havia pelo menos cinco contribuições de achados da pesquisa qualitativa para a PBE:

1. Geração de hipóteses
   a. Os achados de alguns estudos qualitativos geraram hipóteses para serem testadas em estudos quantitativos subsequentes.
2. Geração de perguntas de pesquisa
   a. Os achados de alguns estudos qualitativos e a identificação das lacunas no conhecimento geraram perguntas de pesquisa para serem testadas em estudos quantitativos subsequentes.
3. Desenvolvimento e validação de instrumentos de pesquisa
   a. Instrumentos de pesquisa com excelente validade de conceito e construto utilizaram a pesquisa qualitativa para gerar seus itens.
4. Formular intervenções de enfermagem
   a. Achados de pesquisa qualitativa, isolados ou combinados com achados de pesquisa quantitativa, têm sido utilizados para formular intervenções de enfermagem para mudanças para a PBE.
5. Avaliação das mudanças para PBE
   a. A pesquisa qualitativa pode complementar a avaliação quantitativa das mudanças da PBE, fornecendo uma visão holística que não aparece quando é utilizada apenas a avaliação quantitativa.
   b. O método recentemente desenvolvido de análise qualitativa de resultado utiliza achados da pesquisa qualitativa para projetar a mudança da prática e, a seguir, usa a pesquisa qualitativa para avaliar os resultados dos pacientes.[51]

Em anos mais recentes, está surgindo uma ênfase crescente dos pesquisadores qualitativos na produção de metassínteses de estudos qualitativos.⁴⁶ Tais metassínteses irão fornecer aos enfermeiros assistenciais resumos e recomendações de achados de pesquisas qualitativas, como as revisões sistemáticas fazem hoje com os estudos quantitativos.

Também recentemente, têm havido iniciativas entre os pesquisadores qualitativos a fim de utilizar as metassínteses na produção de materiais que possam ser utilizados pelos enfermeiros assistenciais para realizar as mudanças para a PBE.⁴⁹ Tais materiais irão reduzir o tempo necessário para a condução de projetos de PBE.

PLANEJAR A BUSCA E A ANÁLISE

Para planejar a busca de evidências, os membros da equipe de PBE devem considerar como irão utilizar a evidência. Para que a análise das evidências pesquisadas seja a mais informativa possível, a equipe deverá planejar a condução uma revisão sistemática. Durante os últimos 20 anos, realizar revisões sistemáticas começou a ser visto como uma nova forma de pesquisa, conforme a metodologia para conduzir essas revisões se tornou mais rigorosa.⁵²,⁵³ A equipe de PBE deve se familiarizar com os elementos da revisão sistemática para planejar adequadamente a busca de evidências.

Guidelines para a Realização de uma Revisão Sistemática

Foram publicados diversos *guidelines* para conduzir uma revisão sistemática.³,⁴,⁵³⁻⁵⁸ É consenso que os elementos de uma revisão sistemática incluem os seguintes, que serão discutidos brevemente:

1. Questão de pesquisa
2. Estratégia de busca
3. Critérios de inclusão
4. Avaliação crítica
5. Síntese

Questão de pesquisa

Conduzir uma revisão sistemática é uma forma de pesquisa; então, faz sentido que a equipe de PBE formule uma pergunta de pesquisa para guiar a busca das evidências. Se tiverem desenvolvido um objetivo específico para o projeto utilizando a linguagem padronizada do processo de enfermagem na Etapa 1, os membros da equipe poderão formatar o objetivo em uma questão. Por exemplo, no Caso 3.2D, o objetivo específico para o projeto de PBE na ICC era:

Para melhorar o conhecimento sobre o regime de tratamento (resultado) de pacientes portadores de ICC com conhecimento deficiente (diagnóstico de enfermagem), implementaremos um protocolo para ensino do processo de doença sobre a ICC (intervenção de enfermagem).

Essa descrição do objetivo pode ser formatada na seguinte questão:

Um protocolo para o ensino do processo de doença da ICC (intervenção de enfermagem) melhorará o conhecimento sobre o regime de tratamento (resultado) para portadores de ICC com conhecimento deficiente (diagnóstico de enfermagem)?

Se a equipe de PBE desenvolveu uma pergunta PICO durante a Etapa 1, ela pode servir como questão de pesquisa para a revisão sistemática. Por exemplo, a pergunta PICO no Caso 3.2E era:

Em portadores de ICC com as readmissões não planejadas, em menos de 30 dias após a alta, devido a autocuidado inadequado, a atenção de longo prazo feita pelo enfermeiro por telefone será mais efetiva do que a orientação do paciente sobre o autocuidado realizada pelo enfermeiro assistencial na redução de 10% do número de readmissões não planejadas nesse período?

Mais informações sobre o desenvolvimento da questão de pesquisa para guiar a revisão sistemática estão disponíveis *on-line*.[59]

Estratégia de busca

Antes de iniciar a busca, a equipe de PBE precisa decidir quais fontes de evidências serão pesquisadas. A seleção de bases de dados irá depender, em parte, das bases de dados a que a equipe de PBE tem acesso. Ela também irá depender da natureza do problema clínico e de a equipe ter ou não acesso a uma base de dados sobre a especialidade que diz respeito àquele problema, como a PsycINFO, que indexa literatura sobre psicologia.

Além de decidir em qual base de dados buscar, a equipe de PBE deve planejar a análise das referências dos artigos relevantes assim que eles forem disponibilizados. Essa abordagem pode ajudar a equipe a identificar outros estudos que não tenham sido encontrados na busca nas bases de dados eletrônicas.

Critérios de inclusão

A equipe de PBE deverá definir os critérios de inclusão das evidências antes de iniciar a busca. Esses critérios devem dizer respeito a população de pacientes, intervenções e resultados que serão abordados na questão de pesquisa para a revisão. Os critérios devem especificar datas de publicação a serem buscadas, desenhos (tipos) de estudos, localização geográfica e tipo de local de cuidados de saúde.

As palavras-chave na pergunta de pesquisa para a revisão são as mesmas que a equipe de PBE deve utilizar ao fazer a busca por evidências. No exemplo de ICC do Caso 3.2E, a equipe iria buscar estudos que abordassem

- Pacientes de ICC
- Atenção a longo prazo por um profissional de enfermagem
- Orientação do paciente sobre o autocuidado pelo enfermeiro assistencial
- O número de readmissões não planejadas no período de 30 dias após a alta

Além das palavras-chave, outro critério de inclusão depende da proposta da revisão e deve especificar

- Datas a serem buscadas
  - Cinco a dez anos devem ser suficientes, se a proposta da revisão for determinar a efetividade de uma intervenção.
  - Artigos publicados há mais de 10 anos poderão ser incluídos, se a proposta da revisão for fazer um resumo do que se conhece sobre o problema clínico.
- Desenhos de pesquisa
  - Estudos experimentais
    - Ensaios clínicos randomizados e estudos quase-experimentais são os desenhos de pesquisa mais fortes para avaliar a efetividade de uma intervenção (Fig. 4.1).
      - A equipe poderá planejar a utilização apenas de estudos com esses desenhos
      - Mais informações sobre desenhos de pesquisa estão disponíveis *on-line*[59]
  - Estudos não experimentais

- Talvez a equipe tenha de planejar a inclusão de estudos com esses desenhos, caso não consiga localizar ensaios clínicos randomizados e estudos quase-experimentais
  - Estudos de coorte
  - Estudos de caso-controle
  - Estudos descritivo-comparativos
  - Estudos descritivo-correlacionais
  - Estudos descritivo-exploratórios

  A equipe deve considerar a vantagem adicional da inclusão de estudos qualitativos.

- Localização geográfica da amostra do estudo
  - A equipe deve decidir se vai ou não especificar que os estudos incluídos foram conduzidos em localizações geográficas específicas, como
    - Urbana
    - Rural
    - Nacional
    - Internacional

  Limitar os estudos àqueles que têm similaridade geográfica aumenta a probabilidade de que os achados do estudo sejam aplicáveis ou generalizáveis ao ambiente de trabalho da equipe. Entretanto, incluir todos os estudos relevantes, independentemente da geografia, é mais abrangente. Além disso, se os achados sobre a efetividade de uma intervenção forem consistentes ou homogêneos entre os estudos, a força da evidência será maior.

- Tipo de ambiente de cuidados de saúde
  - A equipe deve decidir se irá ou não especificar que os estudos incluídos foram conduzidos em um certo tipo de ambiente de assistência à saúde, como
    - Hospital
      - Com ou sem fins lucrativos, militares, governamentais ou outros
      - Centro médico acadêmico, hospital comunitário ou outros
    - Instituição de longa permanência (p. ex., casa de repouso para idosos)
      - Unidades ambulatoriais
      - Residência dos pacientes

Incluir apenas estudos conduzidos em ambientes similares ao ambiente de trabalho da equipe de PBE fornecerá evidências de que são mais diretamente aplicáveis ao local de cuidados de saúde no qual trabalha essa equipe. Entretanto, essa escolha também poderá diminuir os resultados para uma quantidade insuficiente de evidências. A equipe poderá decidir pela adição desse critério de inclusão apenas se o número de resultados for grande.

Esses critérios de inclusão ajudarão a equipe a olhar rapidamente os estudos antes de iniciar a avaliação crítica. A equipe deve considerar ter dois membros trabalhando de forma independente para decidir se cada estudo satisfaz os critérios de inclusão, para evitar um viés de seleção, como a tentação de incluir apenas estudos que demonstraram a efetividade da intervenção e excluir aqueles que não o fizeram.[60]

Avaliação crítica

Avaliação crítica é a análise sistemática da pesquisa para avaliar sua validade, seus resultados e sua relevância, antes de utilizá-la para mudar a prática.[61] Ao planejar essa avaliação, a equipe de PBE deve (1) selecionar ou desenvolver ferramentas para avaliação crítica de diferentes tipos de evidências e (2) selecionar ou elaborar uma tabela de evidências para colocar os dados sobre todas as evidência incluídas.

Selecionar ou desenvolver instrumentos de avaliação crítica para diferentes tipos de evidências

A equipe de PBE irá se beneficiar depois, durante a avaliação crítica, se os membros selecionarem, desenvolverem ou modificarem um instrumento para avalição crítica. A proposta do instrumento é coletar dados sobre e fazer a avaliação crítica de cada documento de evidência. Existem diversos instrumentos de avaliação crítica. Alguns são *checklists* com questões para guiar a avaliação e outros são formulários. Esses instrumentos são projetados para avaliar *guidelines* de prática clínica, revisões sistemáticas e pesquisa. Alguns desses instrumentos são para pesquisas em geral. Outros são para desenhos de pesquisa específicos, incluindo ensaios clínicos randomizados, estudos de coorte e estudos de caso-controle. *Checklists* ou questionários para serem utilizados durante a coleta de dados sobre um estudo foram publicados em alguns periódicos, em artigos discutindo a crítica da literatura.[17,20,39,62] As Figuras 4.2 a 4.4 mostram exemplos de formulários existentes. Outros também podem ser encontrados em livros publicados[10] e artigos de revistas científicas.[63,64] A Figura 4.5 mostra um exemplo de *checklist* para um trabalho de pesquisa, e um *checklist* para revisões sistemáticas encontra-se na Figura 4.6. Os membros da equipe poderão desejar examinar diversos *checklists* antes de fazer a escolha. Eles poderão decidir pela utilização de um "conforme ele é" (inalterado) ou modificar um formulário ou *checklist* existente, bem como criar um. Instrumentos para fazer a avaliação crítica de diferentes tipos de evidências estão disponíveis *on-line* (Apêndice I).

Existem instrumentos de avaliação crítica disponíveis *on-line* para avaliar a validade interna de *guidelines* de prática clínica. Um instrumento desenvolvido recentemente é chamado instrumento AGREE. AGREE é o acrônimo para *Appraisal of Guidelines Research and Evaluation*. Ele foi desenvolvido por meio de uma colaboração internacional de pesquisadores e autores de políticas de países europeus e dos Estados Unidos. O estímulo para essa colaboração foi a preocupação com o rigor e a qualidade inconsistentes de alguns *guidelines* de prática clínica. A colaboração AGREE começou em 1998 com o objetivo de melhorar a qualidade dos *guidelines* de prática clínica, com o desenvolvimento de um modelo compartilhado para o seu desenvolvimento, relatório e avaliação.[65,66] O projeto para desenvolver o instrumento foi coordenado pelo Department of Public Health Sciences do St. George Hospital, em Londres. Em 2006, os direitos autorais e a responsabilidade do instrumento AGREE foram transferidos para a AGREE Research Trust. Os critérios de validade interna para os *guidelines* de prática clínica que formam esse instrumento estão expostos na Figura 4.7. O instrumento AGREE e seu manual de treinamento podem ser obtidos gratuitamente em http://www.agreetrust.org/.

Outro *site* para acessar um instrumento para avaliação de *guidelines* de prática clínica é o Evidence-Based Medicine Toolkit, http://www.ebm.med.ualberta.ca/.

O Centre for Evidence-Based Medicine tem um programa para *download* gratuito chamado CATmaker, que ajuda o usuário a gerar tópicos de avaliação crítica (*critical appraisal topics* – CATs), que

Citação (autores, ano, título do artigo, revista, volume, número, páginas): _____

Objetivos, questões de pesquisa ou hipóteses: _____

Tipo: _____ Quantitativa _____ Metodologias mistas _____
Local do estudo: _____
Amostra: Tamanho _____ Plano de amostragem _____ Demografia _____
Variáveis e instrumentos:
Dependente _____
Independente (incluindo intervenção) _____
Potenciais variáveis de confusão _____
Desenho:

Experimental
☐ Ensaio clínico randomizado
☐ Experimento
☐ Quase-experimental

Não experimental
☐ Estudo de coorte
☐ Estudo de caso-controle
☐ Estudo descritivo-comparativo
☐ Estudo descritivo-correlacional
☐ Estudo descritivo-exploratório

Figura 4.2 Folha de trabalho para revisão de literatura para a pesquisa quantitativa.

Prática Baseada em Evidências 119

Resultados: _____

Recomendações: _____

Forças: _____
　Validade interna _____
　Validade externa _____

Limitações: _____
　Validade interna _____
　Validade externa _____

Análise

Significado clínico: _____

Credibilidade dos resultados _____

Intervenção aplicável ao meu local de trabalho: _____

Aceitabilidade de riscos *versus* benefícios: _____

Aceitabilidade de custos: _____

Figura 4.2 *(continuação)*

Citação (autores, ano, título do artigo, revista, volume, número, páginas):		
Objetivos, questões de pesquisa ou hipóteses:		
Tipo:	Quantitativa	Metodologias mistas
Local do estudo:		
Amostra:	Tamanho:	Plano de amostragem:
	Demografia	
Variáveis e instrumentos:	Dependente:	
	Independente (incluindo intervenção):	
	Potenciais variáveis de confusão:	

Figura 4.3 Folha de trabalho para revisão de literatura para pesquisa quantitativa em uma tabela.

Desenho:

Experimental	Não experimental
Ensaio clínico randomizado	Estudo de coorte
Experimento	Estudo de caso-controle
Quase-experimental	Estudo descritivo-comparativo
	Estudo descritivo-correlacional
	Estudo descritivo-exploratório

Resultados:

Recomendações:

Figura 4.3 (*Continuação*)

Forças: Validade interna	Validade externa
Limitações: Validade interna	Validade externa
ANÁLISE	
Significado clínico:	
Credibilidade dos resultados:	
Intervenção aplicável ao meu local de trabalho:	
Aceitabilidade de riscos *versus* benefícios:	
Aceitabilidade de custos:	

Figura 4.3 *(Continuação)*

Prática Baseada em Evidências 123

Citação (autores, ano, título do artigo, revista, volume, número, páginas):
Proposta, objetivos ou questões de pesquisa:
Tradição de pesquisa:
Análise de conteúdo _____   Teoria fundamentada em dados _____   Etnografia _____   Metodologias mistas _____   Outro _____
Local do estudo:
Amostra:
Tamanho: _____   Plano de amostragem: _____   Demografia: _____
Fenômeno de interesse
Resultados:
Recomendações:

Figura 4.4 Folha de trabalho para revisão de literatura para pesquisa qualitativa.

Questões de análise:	
O pesquisador relatou preconcepções ou vieses?	
A tradição de pesquisa foi apropriada para a proposta do estudo?	
Se havia um referencial teórico, ele foi apropriado para a tradição de pesquisa?	
Os procedimentos de coleta de dados foram apropriados para a tradição de pesquisa?	
Os informantes incluídos foram apropriados para a proposta do estudo?	
A coleta de dados continuou até que fosse alcançada a redundância ou a saturação dos dados?	
A análise está descrita de maneira suficientemente detalhada, de forma que outro pesquisador consiga replicar o estudo?	
A descrição dos resultados está apropriada para a tradição de pesquisa?	

Figura 4.4 *(Continuação)*

A discussão inclui relações dos resultados para o conhecimento existente?	Confiabilidade	
Credibilidade:		
Reprodutibilidade:		
Confirmabilidade:		
Transferibilidade:		
ANÁLISE		
Significado clínico:		
Intervenção aplicável ao meu local de trabalho:		
Aceitabilidade de riscos *versus* benefícios:		
Aceitabilidade de custos:		

Figura 4.4 *(Continuação)*

Seções de introdução e revisão de literatura
1. Qual é a definição do problema do estudo?
2. Qual foi a proposta?
3. Qual foi a hipótese?
4. Quais foram as questões de pesquisa?
5. Quais conceitos são explorados? Existe uma variável independente? Uma variável dependente?
6. A necessidade do estudo foi justificada adequadamente? (Autor identificou lacunas na literatura existente.) Qual foi a justificativa?

Seção de metodologia
1. Qual foi a variável dependente? A variável independente? Outras variáveis mensuradas?
2. Como as variáveis foram mensuradas?
3. O(s) instrumento(s) tem(têm) boas propriedades psicométricas (validade, confiabilidade)?
4. Qual é a população-alvo a ser estudada? A população mais informativa foi amostrada?
5. A amostra foi representativa da população-alvo?
6. Qual foi o plano de amostragem? Ele minimizou o viés de seleção ao maximizar a representatividade?
7. O autor justificou o tamanho da amostra?
8. Como o pesquisador controlou as variáveis de confusão?
9. A análise estatística foi apropriada ao nível dos dados?
10. A análise foi adequada para responder às perguntas de pesquisa?

Seção de resultados e discussão
1. As questões de pesquisa foram respondidas na seção de resultados?
2. Quais implicações para a prática são descritas pelos pesquisadores?
3. Essas implicações foram corroboradas pelos resultados do estudo?
4. Você consegue pensar em implicações adicionais?
5. Quais pesquisas futuras os pesquisadores sugeriram?
6. Você consegue sugerir pesquisas adicionais a partir dos achados do estudo?

Outros
Quais são os pontos fortes do estudo?
Quais são as principais limitações do estudo?
Que melhorias no desenho da pesquisa você poderia sugerir?

Figura 4.5 *Checklist* para a coleta de dados sobre estudos quantitativos.

Prática Baseada em Evidências 127

Checklist de Metodologia 1: Revisões sistemáticas e metanálises	
Título do projeto de mudança da prática:	Nome da equipe:
Pergunta PICO:	C:
P:	O:
I:	
Checklist preenchido por:	

Seção 1: Validade interna	
Em uma revisão sistemática bem-conduzida	Neste estudo, esse critério foi
1.1 Este estudo aborda uma questão específica apropriada e clara.	Satisfeito / Não abordado / Abordado adequadamente / Não relatado / Pouco abordado / Não se aplica
1.2 Está incluída uma descrição da metodologia utilizada.	Satisfeito / Não abordado / Abordado adequadamente / Não relatado / Pouco abordado / Não se aplica
1.3 A busca de literatura foi rigorosa o suficiente para identificar todos os estudos relevantes.	Satisfeito / Não abordado / Abordado adequadamente / Não relatado / Pouco abordado / Não se aplica
1.4 A qualidade do estudo é avaliada e levada em consideração.	Satisfeito / Não abordado / Abordado adequadamente / Não relatado / Pouco abordado / Não se aplica

Figura 4.6 Checklist para avaliar revisões sistemáticas.

1.5	Há similaridades suficientes entre os estudos selecionados para justificar sua combinação.	Satisfeito Abordado adequadamente Pouco abordado	Não abordado Não relatado Não se aplica

Seção 2: Avaliação geral do estudo

2.1	**Quão bem conduzido foi o estudo para minimizar os vieses?** **Código ++, +, ou –**	
2.2	Se receber + ou –, qual é a direção provável em que o viés poderia afetar os resultados do estudo?	

Seção 3: Descrição do estudo (Escreva as respostas com clareza)

3.1	Quais tipos de estudos foram incluídos na revisão? (Destaque os que se aplicarem)	Ensaio clínico randomizado Ensaio clínico controlado Coorte Caso-controle Outro
3.2	De que maneira esta revisão ajuda a responder sua pergunta-chave? *Resumir as conclusões principais da revisão e o modo como ela se relaciona com a pergunta-chave relevante. Comentar quaisquer pontos fortes ou fracos da revisão como fonte de evidência para um guideline produzido para o Nacional Health Service, na Escócia.*	

Adaptada com permissão do Scottish Intercollegiate Guidelines Network (SIGN), do *checklist* 1 de metodologia da SIGN.

Figura 4.6 (*Continuação*)

ALCANCE E PROPOSTA

1. O(s) objetivo(s) geral(is) do *guideline* está(estão) especificamente descrito(s).
2. A(s) questão(ões) clínica(s) coberta(s) pelo *guideline* está(estão) especificamente descrita(s).
3. Os pacientes aos quais o *guideline* se destina estão especificamente descritos.

ENVOLVIMENTO DE *STAKEHOLDER*

4. O grupo de desenvolvimento do *guideline* inclui indivíduos de todos os grupos profissionais relevantes.
5. As ideias e preferências dos pacientes foram investigadas.
6. Os usuários-alvo do *guideline* estão claramente definidos.
7. O *guideline* passou por um teste-piloto entre os usuários-alvo.

RIGOR DO DESENVOLVIMENTO

8. Métodos sistemáticos foram empregados na busca por evidências.
9. Os critérios para a seleção de evidências estão descritos claramente.
10. Os métodos utilizados para formular as recomendações estãos descritos claramente.
11. Os benefícios para a saúde, os efeitos adversos e os riscos foram considerados na formulação das recomendações.
12. Há uma relação explícita entre as recomendações e as evidências que as apoiam.
13. O *guideline* passou por uma revisão externa, feita por especialistas, antes de sua publicação.
14. É fornecido o procedimento para a atualização do *guideline*.
15. As recomendações são específicas e sem ambiguidade.
16. As diferentes opções para o manejo da condição estão apresentadas claramente.
17. As recomendações-chave são identificadas facilmente.
18. O *guideline* possui instrumentos para aplicação.
19. As potenciais barreiras institucionais para aplicação das recomendações foram discutidas.
20. As potenciais implicações de custos da aplicação das recomendações foram consideradas.
21. O *guideline* apresenta os principais critérios de revisão para monitoramento e/ou auditoria.
22. O *guideline* tem independência editorial do grupo patrocinador.
23. Conflitos de interesse dos membros de desenvolvimento do *guideline* foram registrados.

Figura 4.7 Critérios do instrumento AGREE (Apraisal of Guidelines Research and Evaluation)* para a validade interna de *guidelines* de prática clínica. Utilizada com permissão da colaboração AGREE (2007). Acessada em 20 de julho de 2007, de http://www.agreecollaboration.org/intro/.

*Utiliza uma escala de respostas de 4 pontos com: 1 = discorda totalmente e 4 = concorda totalmente são equivalentes a uma avaliação completa de uma pesquisa sobre a *efetividade de uma intervenção*. O CATmaker pode ser obtido em http://www.cebm.net/index.aspx?o=1157. Ele realiza as seguintes funções:

- Encontra rapidamente a pergunta de pesquisa para a revisão, estratégias de busca e informações-chave do estudo.
- Fornece *guidelines* de avaliação crítica *on-line* para estimar a validade e utilidade do estudo.
- Faz o cálculo automático de medidas clinicamente úteis.
- Ajuda a formular as "linhas de base" clínicas fundamentadas em todas as informações.
- Cria resumos de uma página (tópicos de avaliação crítica) que são fáceis de guardar, imprimir e compartilhar (tanto na forma de texto como em arquivos HTML).
- Lembra quando cada tópico de avaliação crítica deve ser atualizado.
- Ajuda a ensinar aos outros como praticar a PBE.

A equipe de PBE deve finalizar a coleta de dados sobre os artigos incluídos antes de utilizar o CATmaker. A utilização desse programa requer habilidade avançada. Portanto, dependendo da experiência prévia em pesquisa, das habilidades com o uso do computador, do interesse dos membros da equipe e do tempo, a equipe poderá preferir postergar a utilização do CATmaker até que pelo menos um projeto de PBE tenha sido finalizado com sucesso.

Selecionar ou projetar uma planilha ou tabela de evidências para mostrar os dados sobre as evidências da pesquisa

A equipe de PBE deve planejar a inserção dos dados das ferramentas de avaliação crítica em uma tabela de evidências, após a coleta de dados sobre cada artigo ter sido finalizada. Organizar as informações importantes nessa tabela facilitará a análise de todas as evidências e a redação da síntese pela equipe. Um exemplo de tabela de evidências para pesquisa quantitativa está na Figura 4.8, e um exemplo de planilha para pesquisa qualitativa está na Figura 4.9.

As revisões sistemáticas da Collaboration Cochrane tipicamente incluem uma tabela separada mostrando as características dos estudos incluídos e dos estudos excluídos. Eles poderão incluir tabelas adicionais, como um resumo dos resultados adversos ou

Autor, data	Objetivos, questões de pesquisa ou hipóteses	Metodologia: desenho, local, amostra	Intervenção	Variáveis e instrumentos	Resultados	Forças e limitações

Figura 4.8 Tabela de evidências para pesquisa quantitativa.

Citação	Proposta, objetivos ou questões de pesquisa	Metodologia: desenho, local, amostra	Fenômeno de interesse	Resultados	Forças e limitações

Figura 4.9 Tabela de evidências para pesquisa qualitativa.

da qualidade dos estudos incluídos. As características dos estudos incluídos consistem em
- Métodos
- Participantes, local e país
- Intervenções
- Resultados
- Notas

A tabela de características dos estudos excluídos compreende uma explicação breve de por que o estudo não satisfez os critérios de inclusão.

Síntese

A síntese é um resumo sobre o estado atual do conhecimento do tópico que foi o foco da revisão de literatura. A equipe de PBE redigirá uma síntese após fazer a avaliação crítica das evidências resumidas nas tabelas de evidências e nos resumos de avaliação crítica de revisões sistemáticas e *guidelines* de prática clínica, se estes forem encontrados. A equipe pode se preparar para a atividade de redação da síntese fazendo um exame crítico das sínteses nas revisões sistemáticas ou da síntese que aparece antes da seção do método nos artigos de pesquisa. Há panfletos educativos sobre vários aspectos da redação nos *sites* de muitos centros universitários e que podem ser encontrados em uma busca pela internet. Entretanto, estudantes universitários são o público-alvo desses panfletos, então eles poderão não ser um recurso eficiente para enfermeiros assistenciais. Uma folha de trabalho de síntese que poderá ajudar os membros da equipe de PBE a redigirem a síntese é apresentada na Figura 4.10.

CONDUZIR A BUSCA

Uma vez que tenha finalizado seu planejamento para conduzir a revisão sistemática sobre o tópico do projeto, a equipe de PBE estará pronta para iniciar a busca. Isso pode ser uma aventura para um novato em pesquisas, porque as bases de dados eletrônicas possuem diferentes ferramentas de busca. As ferramentas de pesquisa de algumas bases de dados são bem simples, mas oferecem opções limitadas para formatar buscas altamente seletivas. Outras, como a

	Folha de trabalho de síntese
A.	Escreva frases claras, concisas, sobre os achados que são respaldados pelas evidências e identifique as evidências que os respaldam.
1.	
2.	
3.	
B.	Escreva frases dizendo se o corpo de evidências é homogêneo (consistente) ou heterogêneo (inconsistente).
1.	
2.	
3.	
C.	Se o corpo de evidências for heterogêneo (inconsistente), escreva frases claras com possíveis explicações para as inconsistências. (Dica: em geral, elas são relacionadas à qualidade do desenho de pesquisa para o controle das ameaças à validade interna ou a um tamanho de amostra muito pequeno para ter poder suficiente para detectar os efeitos ou a diferença de uma intervenção. Geralmente, você teria mais confiança em estudos delineados para controlar as ameaças à validade interna com tamanhos de amostra adequados do que em outros estudos.)
1.	
2.	
3.	

Figura 4.10 Folha de trabalho de síntese.

Folha de trabalho de síntese
D. Escreva frases claras, explícitas, sobre as lacunas remanescentes no conhecimento.
1.
2.
3.
E. Com base em sua avaliação crítica das evidências, escreva conclusões sobre a adequação das evidências para respaldar a mudança da prática.
1.
2.
3.

Figura 4.10 (*Continuação*)

PubMed, têm diversas opções para formatar essas buscas. Algumas bases de dados fornecem apenas a citação da referência e um resumo, enquanto outras têm um *link* para a obtenção de cópias do texto completo da referência.

Aprender a Realizar Buscas Utilizando as Bases de Dados Eletrônicas

Recursos para o aprendizado sobre a utilização das várias bases de dados dependerão muito do local de trabalho da equipe. Organizações de cuidados de saúde que sejam afiliadas a uma universidade, ou que tenham uma biblioteca, poderão ter opções educativas sobre como utilizar as bases de dados disponíveis naquela organização, como aulas, panfletos, arquivos de *webcasts* ou tutoriais *on-line*. Os membros da equipe devem entrar em contato com a bibliotecária da sua biblioteca local de ciências da saúde para questionar quanto à disponibilidade de materiais educativos. Muitas bases de dados particulares estão disponíveis com mais de um fornecedor, e as opções de busca podem variar de acordo com o fornecedor. Eles também poderão ter versões diferentes das bases de dados, pois são feitas melhorias periodicamente. Os materiais educativos devem ser para a versão corrente da base de dados. Existem pequenos tutoriais *on-line* sobre como utilizar o PubMed (Apêndice J).

Dicas para a Busca de Evidências

O objetivo é encontrar literatura relevante para o projeto de PBE. As dicas a seguir ajudam a fazer um uso mais eficiente do tempo na tarefa de busca:
- Manter um registro (ver Fig. 4.11)
  - Marque quais palavras-chave foram buscadas em cada base de dados disponível e relevante.
  - Escreva quantas referências foram encontradas para cada combinação de palavras-chave.
  - Tome decisões sobre limitar ou expandir a busca com base no número de referências e de sua relevância para o projeto.
- Quando forem obtidas referências relevantes, deve-se imprimi--las, se essa opção estiver disponível. Além disso, é de bastante

Prática Baseada em Evidências 137

Palavras-chave para a busca
A. Paciente ou problema de interesse _____
B. Principal intervenção _____
C. Intervenção de comparação _____
D. Principal resultado de interesse _____
E. Resultados de interesse secundários _____

Palavras-chave e combinações	National Guidelines Clearinghouse	Cochrane Lybrary	Anos buscados nas bases de dados de texto completo: ___	Anos buscados no PubMed: ___	Anos buscados no CINAHL: ___

Figura 4.11 Registro da busca de literatura.

ajuda salvar a citação, o resumo ou o PDF, se disponível, em um disco ou em seu computador.

- Salvando o arquivo, a equipe pode
  - Criar uma biblioteca "virtual", salvando o PDF em uma pasta com o nome do projeto
  - Criar uma lista eletrônica de referências, sem precisar escrever ou digitar, e estar livre dos erros que podem acompanhar tais ações
- Por exemplo, o PubMed oferece a opção "enviar" (*send*) uma citação ou um grupo de citações selecionados para um arquivo de texto, que os membros da equipe poderão utilizar para criar a lista das referências que desejam adquirir.

Para também fazer o *download* do resumo, a forma de apresentação ("*display*") deve ser trocada de "*summary*" para "*Medline*".

- Primeiro busque *guidelines* de prática clínica e revisões sistemáticas.
- Depois, faça a busca no PubMed.
- Depois, e em separado, faça a busca no CINAHL e em todas as bases de dados relevantes disponíveis.
- Quando estiver fazendo a busca no PubMed, na CINAHL e nas bases de dados de texto completo, procure separadamente artigos de revisão e artigos de pesquisa.
- Busque em bases de dados de especialidades (PsycINFO, Social Sciences Abstracts e outros), se forem apropriados para seu tópico.
- Analise os títulos e resumos das referências encontradas, escolhendo de quais você deseja obter uma cópia.
  - Faça uma lista para utilizar na obtenção e organização dos documentos das evidências.

Utilizar um registro de busca pode ajudar os membros da equipe de PBE a evitarem repetir palavras-chave e bases de dados. Isso pode acontecer com facilidade, pois variações na combinação das palavras são feitas para uma pesquisa ampla e para ajudar a limitar o número excessivo de achados. Um exemplo de como utilizar um registro de busca está na Figura 4.12. Esse registro utiliza as palavras-chave da pergunta PICO para o projeto fictício de PBE na ICC. A primeira coluna contém as palavras-chave da forma exata como foram digitadas. As bases de dados foram buscadas da esquerda para a direita, e foram incluídas todas as bases de dados relevantes acessíveis à autora. Uma

Palavras-chave para a busca:
A. Paciente ou problema de interesse: Pacientes com insuficiência cardíaca crônica
B. Principal intervenção: Atenção de longo prazo por profissional de enfermagem
C. Intervenção de comparação: Orientação do paciente sobre o autocuidado pelo enfermeiro da equipe
D. Principal resultado de interesse: Readmissão não planejada, em menos de 30 dias após a alta, devido a autocuidado inadequado
E. Resultados de interesse secundários:

Palavras-chave e combinações	National Guidelines Clearinghouse	Cochrane Lybrary	Anos buscados nas bases de dados de texto completo: *10 anos*	Anos buscados no PubMed: *10 anos*	Anos buscados no CINAHL: *10 anos*
– Insuficiência cardíaca crônica – Educação	20 resultados, 3 altamente relevantes	118 resultados, limitados com mais palavras-chave	55 resultados a serem limitados por insuficiência cardíaca crônica aparecendo no título; 20 resultados, com 5 relevantes	385 resultados, para limitar a busca, adicionados limites para ensaios clínicos randomizados e estudos comparativos e limitados para 10 anos atrás; 18 dos 63 resultados eram relevantes	82 resultados, limitados com mais palavras-chave
– Insuficiência cardíaca crônica no título		16, não relevantes	1.002 resultados, limitados com mais palavras-chave	1.221 resultados, limitados com mais palavras-chave	671 resultados, limitados com mais palavras-chave
– Insuficiência cardíaca crônica – Enfermeiro – Readmissão		2 resultados, não no objetivo	0 resultado	1 resultado, relevante	0 resultado
– Insuficiência cardíaca crônica – Orientação		0 resultado	16 resultados, não relevantes	20 resultados, 5 relevantes	11 resultados, 5 relevantes

Figura 4.12 Exemplo de um registro de busca de literatura preenchido.

Palavras-chave e combinações	National Guidelines Clearinghouse	Cochrane Lybrary	Anos buscados nas bases de dados de texto completo: 10 anos	Anos buscados no PubMed: 10 anos	Anos buscados no CINAHL: 10 anos
- Insuficiência cardíaca crônica - Educação	20 resultados, 3 altamente relevantes	118 resultados, limitados com mais palavras-chave	55 resultados, limitados com mais palavras-chave	385 resultados, para limitar a busca, adicionados limites de ensaios clínicos randomizados e estudos comparativos e limitados para 10 anos atrás; 18 dos 63 resultados eram relevantes	82 resultados, limitados com mais palavras-chave
- Insuficiência cardíaca crônica - Readmissão		1 resultado, não relevante	25 resultados, 9 relevantes	49 resultados, limitados com mais palavras-chave	18 resultados, 12 relevantes
- Insuficiência cardíaca crônica - Educação - Enfermeiro		9 resultados, relevantes	5 resultados, 3 relevantes	10 resultados, 6 relevantes	14 resultados, 9 relevantes
- Insuficiência cardíaca crônica - Educação - Enfermeiro - Readmissão		1 resultado, não relevante, pois estudos com intervenções educativas foram omitidos	8 resultados, 5 relevantes	13 resultados, 10 relevantes	22 resultados, 18 relevantes
- Insuficiência cardíaca crônica - Enfermeiro - Educação			1 resultado, não relevante	1 resultado, não relevante	0 resultado

Figura 4.12 *(Continuação)*

pequena quantidade de palavras-chave resulta em grande quantidade de resultados, sendo difícil ler tudo. Incrementar o número de palavras-chave resultou em menor número de resultados e com um percentual maior de referências que eram relevantes para a pergunta PICO. Adicionar limites, como quantos anos buscar, local para a busca, palavra-chave (título, resumo e assim por diante) e o tipo de publicação (pesquisa, revisão, etc.), ajudou a limitar algumas buscas para os artigos mais relevantes. A seguir, estão exemplos de buscas.

Exemplos de Busca de Evidências

Exemplos de buscas de duas bases de dados eletrônicas disponíveis publicamente, National Guideline Clearinghouse e PubMed, aparecem a seguir. Os exemplos são para o caso fictício de ICC, introduzido na Etapa 1, utilizando a pergunta PICO para a ICC (Caso 3.2E):

Em portadores de ICC com readmissões não planejadas, em menos de 30 dias após a alta, devido a autocuidado inadequado, a atenção de longo prazo realizada pelo enfermeiro por telefone será mais efetiva na redução em 10% do número de readmissões não planejadas nesse período do que a orientação do paciente sobre o autocuidado fornecida pelo enfermeiro assistencial?

O resultado definitivo desejado para o projeto fictício de PBE na ICC era reduzir as readmissões não planejadas ao hospital em menos de 30 dias após a alta. Os critérios de inclusão foram
- Pacientes de ICC.
- Cuidado de longo prazo por enfermeiro.
- Orientação do paciente sobre o autocuidado pelo enfermeito assistencial.
- O número de readmissões não planejadas no período de 30 dias após a alta.
- Publicado nos últimos 10 anos.
- Ensaios clínicos randomizados e estudos comparativos.
  - Limitar para ensaios clínicos randomizados se houver muitos resultados desse tipo de estudo.

- Não limitar a localização geográfica.
- Tipo de ambiente de cuidados de saúde limitado a cuidados críticos, residência dos pacientes e instituições de longa permanência.

Caso 4.2 Buscando por um *Guideline* de Prática Clínica no National Guidelines Clearinghouse*

- Palavras de busca: "insuficiência cardíaca crônica *and*** educação".
  - Obtidos 20 resultados.
  - Após analisar os títulos e verificar os documentos, dois eram relevantes para o projeto fictício de ICC.[67,68]
- Ambos os *guidelines* de prática clínica identificavam informações que precisavam ser orientadas para o autocuidado dos pacientes após a alta.

Caso 4.3 Buscando Revisões Sistemáticas no PubMed

- Palavras de busca "insuficiência cardíaca crônica *and* educação *and* reinternação *and* profissional de enfermagem" com limite de 10 anos e publicação do tipo metanálise e revisão.
  - 0 resultado.
- Palavras de busca "insuficiência cardíaca crônica *and* educação *and* hospitalização *and* enfermeiro" com limite de 10 anos e publicação do tipo metanálise e revisão.
  - 2 resultados, pouco relevantes.

---

* N. de R.T.: Para realizar a busca, as palavras-chave devem estar em inglês, pois esse é o idioma oficial das bases eletrônicas citadas. Pelo portal da Biblioteca Virtual em Saúde (BVS) é possível consultar os índices de descritores (palavras-chave) no DeCS – Descritores em Ciências da Saúde (http://decs.bvs.br/), disponíveis em inglês, espanhol e português. O uso dos descritores possibilita uma busca mais acurada.

** N. de R.T.: As palavras AND, OR e NOT são utilizadas para delimitar a pesquisa. Denominadas operadores booleanos, essas palavras informam ao sistema de busca como combinar os termos (descritores ou palavras-chave) da pesquisa. Por isso, devem ser usadas entre os descritores escolhidos para realizar a pesquisa, e sempre ser digitadas em letras maiúsculas para diferenciá-las dos termos pesquisados. O operador booleano AND (E) combina artigos que contenham todas as palavras-chave digitadas, restringindo a busca. O operador OR (OU) combina artigos que contenham ao menos uma das palavras-chave digitadas, ampliando o resultado da busca. Já o operador NOT (NÃO) inclui a primeira palavra-chave e exclui a segunda.

- Palavras de busca "insuficiência cardíaca crônica *and* educação *and* hospitalização *and* autocuidado" com limites de 10 anos e publicação do tipo metanálise e revisão.
  – 9 resultados, 5 relevantes.

Caso 4.4 Buscando Pesquisas no PubMed

- Busca por "insuficiência cardíaca crônica *and* educação".
  – Obtidos 385 resultados.
- Para limitar os resultados, adicionar limites de ensaios clínicos randomizados e estudos comparativos publicados nos últimos 10 anos.
  – Obtidos 63 resultados
  – Após a análise de títulos de resumos, 18 dos 63 pareciam potencialmente relevantes.

Caso 4.5 Buscando Relatórios de Comitês de Especialistas sobre a Insuficiência Cardíaca Crônica no PubMed

- Palavras de busca "relatórios de comitês de especialistas *and* insuficiência cardíaca crônica".
  – 1 resultado.
- Palavras de busca "declarações de consenso *and* insuficiência cardíaca crônica".
  – 0 resultado.
- Tipo de publicação limitado a "conferência de desenvolvimento de consenso" *and* "conferência de desenvolvimento de consenso, NIH" e palavras de busca "insuficiência cardíaca".
  – 10 resultados.[69–78]

Uma vez que tenham localizado e obtido as melhores evidências para o tópico do estudo, os membros da equipe de PBE passam para a Etapa 3 a fim de fazer a avaliação crítica das evidências e pesar a força das mesmas.

REFERÊNCIAS

1. Institute of Medicine. Clinical Practice Guidelines: Directions for a New Program. Washington, DC: National Academy Press; 1990.

2. McCormick KA, Fleming B. Clinical practice guidelines. The Agency for Health Care Policy and Research fosters the development of evidence-based guidelines. *Health Prog.* 1992;73(10): 30–34.

3. Klassen TP, Jadad AR, Moher D. Guides for reading and interpreting systematic reviews: I. Getting started. Arch Pediatr Adolesc Med. Jul 1998;152(7):700–704.

4. Greenhalgh T. Education and debate. How to read a paper: Papers that summarise other papers (systematic reviews and meta-analyses) . . . ninth in a series of 10 articles. *BMJ: British Medical Journal.* 1997;315(7109):672–675.

5. The Cochrane Collaboration. The Cochrane Collaboration Home Page. http://www.cochrane.org/index.htm. Acessado em 20 de junho de 2007.

6. The Campbell Collaboration. C2 Home Page. http://www.campbellcollaboration.org/index.asp. Acessado em 20 de junho de 2007.

7. Welcome to Evidence-Base On Call database. Top CATs. http:// www.eboncall.org/content.jsp.htm. Acessado em 6 de julho de 2007.

8. Booth S, Wade R, Johnson M, et al. The use of oxygen in the palliation of breathlessness. A report of the expert working group of the Scientific Committee of the Association of Palliative Medicine. *Respir Med.* Jan 2004;98(1):66–77.

9. Harris RP, Helfand M, Woolf SH, et al. Current methods of the US Preventive Services Task Force: A review of the process. *Am J Prev Med.* Apr 2001;20(3 Suppl):21–35.

10. Polit DF, Beck CT. *Nursing Research: Generating and Assessing Evidence for Nursing Practice.* 8th ed. Philadelphia, PA: J. B. Lippincott; 2008.

11. BMJ Clinical Evidence. Glossary. http://www.clinicalevidence.com/ceweb/resources/glossary.jsp#C. Acessado em 5 de julho de 2007.

12. Borbasi S, Jackson D, Langford R. *Navigating the Maze of Nursing Research: An Interactive Learning Adventure.* Sydney: Mosby; 2004.

13. Oermann MH, Nordstrom CK, Wilmes NA, et al. Information sources for developing the nursing literature. *Int J Nurs Stud.* Dec 2 2006;doi:10.1016/j.ijnurstu.2006.10.005.

14. Hallal JC. Introduction to the research process: A primer for the practicing nurse. *J Hosp Palliat Nurs.* 1999;1(3): 108–115.

15. Frame K, Kelly L. Reading nursing research: Easy as ABCD. *J Sch Nurs.* Dec 2003;19(6):326–329.

16. Fosbinder D, Loveridge C. How to critique a research study. *Adv Pract Nurs Q.* Winter 1996;2(3):68–71.

17. Ryan-Wenger NM. Guidelines for critique of a research report. *Heart Lung.* Jul-Aug 1992;21(4):394–401.
18. Miller B. The literature review. In: LoBiondo-Wood G, Haber J, eds. *Nursing Research: Methods, Critical Appraisal, and Utilization.* 3rd ed. St. Louis: Mosby; 1994: 109–141.
19. Evans JC, Shreve WS. The ASK Model: A bare bones approach to the critique of nursing research for use in practice. *J Trauma Nurs.* 2000;7(4):83–91.
20. Rasmussen L, O'Conner M, Shinkle S, Thomas MK. The basic research review checklist. *J Contin Educ Nurs.* 2000;31(1): 13–17.
21. Pieper B. Basics of critiquing a research article. *J ET Nurs.* 1993;20:245–250.
22. Giuffre M. Reading research critically: Statistical significance. *J Post Anesth Nurs.* Dec 1994;9(6):371–374.
23. Giuffre M. Reading research critically: Threats to internal validity. *J Post Anesth Nurs.* Oct 1994;9(5):303–307.
24. Giuffre M. Reading research critically: The review of the literature. *J Post Anesth Nurs.* Aug 1994;9(4):240–243.
25. Giuffre M. Reading research critically: Results—bivariate regression analysis. *J Post Anesth Nurs.* Dec 1995;10(6):340–344.
26. Giuffre M. Reading research critically: Results using correlation coefficients. *J Post Anesth Nurs.* Aug 1995;10(4):220–224.
27. Giuffre M. Reading research critically: Results—Part 1. *J Post Anesth Nurs.* Jun 1995;10(3):166–171.
28. Giuffre M. Reading research critically: Assessing the validity and reliability of research instrumentation—Part 2. *J Post Anesth Nurs.* Apr 1995;10(2):107–112.
29. Giuffre M. Reading research critically: Assessing the validity and reliability of research instrumentation—Part 1. *J Post Anesth Nurs.* Feb 1995;10(1):33–37.
30. Giuffre M. Reading research critically: The discussion section. *J Perianesth Nurs.* Dec 1996;11(6):417–420.
31. Giuffre M. Reading research critically: Results—group data. *J Perianesth Nurs.* Oct 1996;11(5):344–348.
32. Giuffre M. Reading research critically: Results: Multiple regression analysis. *J Post Anesth Nurs.* Feb 1996;11(1):32–34.
33. Giuffre M. Reading research critically: Results—group data II. *J Perianesth Nurs.* Apr 1997;12(2):105–108.

34. Speziale HSC, Rinaldi D. *Qualitative Research in Nursing: Advancing the Humanistic Imperative.* 3rd ed. Philadelphia, PA: Lippincott Williams & Wilkins; 2003.

35. Guba EG. Criteria for assessing the trustworthiness of naturalistic inquiries. *Educational Communication and Technology Journal.* 1981;29:75–91.

36. Shenton AK. Strategies for ensuring trustworthiness in qualitative research projects. *Education for Information.* 2004;22(2): 63–75.

37. Greenhalgh T, Taylor R. Papers that go beyond numbers (qualitative research). *BMJ.* Sep 20 1997;315(7110):740–743.

38. Farley A, McLafferty E. An introduction to qualitative research concepts for nurses. *Prof Nurse.* Nov 2003;19(3):159–163.

39. Cote L, Turgeon J. Appraising qualitative research articles in medicine and medical education. *Med Teach.* Jan 2005;27(1): 71–75.

40. Lee P. Understanding some naturalistic research methodologies. *Paediatr Nurs.* Apr 2006;18(3):44–46.

41. Lee P. Understanding and critiquing qualitative research papers. *Nurs Times.* Jul 18–24 2006;102(29):30–32.

42. Thompson CB, Walker BL. Basics of research (Part 12): Qualitative research. *Air Med J.* Apr –Jun 1998;17(2): 65–70.

43. Barbour RS. The role of qualitative research in broadening the "evidence base" for clinical practice. *J Eval Clin Pract.* May 2000;6(2):155–163.

44. Greenhalgh T. Integrating qualitative research into evidence based practice. *Endocrinol Metab Clin North Am.* Sep 2002; 31(3):583–601, ix.

45. Ailinger RL. Contributions of qualitative research to evidence-based practice in nursing. *Revista Latino-Americana de Enfermagem.* May -Jun 2003;11(3):275–279.

46. Sandelowski M. Using qualitative research. *Qual Health Res.* Dec 2004;14(10):1366–1386.

47. Tripp-Reimer T, Doebbeling B. Qualitative perspectives in translational research. *Worldviews Evid Based Nurs.* 2004; 1 (Suppl 1):S65–S72.

48. Grypdonck MH. Qualitative health research in the era of evidence-based practice. *Qual Health Res.* Dec 2006;16(10): 1371–1385.

49. Sandelowski M, Trimble F, Woodard EK, Barroso J. From synthesis to script: Transforming qualitative research findings for use in practice. *Qual Health Res.* Dec 2006;16(10):1350–1370.

50. Corrrigan M, Cupples ME, Smith SM, et al. The contribution of qualitative research in designing a complex intervention for secondary prevention of coronary heart disease in two different healthcare systems. *BMC Health Serv Res.* 2006;6:90.

51. Morse JM, Penrod J, Hupcey JE. Qualitative outcome analysis: Evaluating nursing interventions for complex clinical phenomena. *J Nurs Scholarsh.* 2000;32(2):125–130.

52. Dickson R. Systematic Reviews. In: Hamer S, Collinson G, eds. *Achieving Evidence-Based Practice: A Handbook for Practitioners.* Edinburgh, Scotland: Elsevier; 2005:43–62.

53. Ganong LH. Integrative reviews of nursing research. *Res Nurs Health.* Feb 1987;10(1):1–11.

54. Cooper HM. *Synthesizing Research: A Guide for Literature Reviews.* Thousand Oaks, CA: Sage Publications; 1998.

55. Joanna Briggs Institute for Evidence Based Nursing and Midwifery. Changing practice: Appraising systematic reviews. *Changing Practice: Evidence Based Practice Information Sheets for Health Professionals.* 2000; http://www.joannabriggs.edu.au/ about/ home.php. Acessado em 20 de maio de 2007.

56. Jadad AR, Moher D, Klassen TP. Guides for reading and interpreting systematic reviews: II. How did the authors find the studies and assess their quality? *Arch Pediatr Adolesc Med.* 1998;152(8):812–817.

57. Moher D, Jadad AR, Klassen TP. Guides for reading and interpreting systematic reviews: III. How did the authors synthesize the data and make their conclusions? *Arch Pediatr Adolesc Med.* Sep 1998;152(9):915–920.

58. Oxman AD, Guyatt GH. The science of reviewing research. *Ann N Y Acad Sci.* 1993;703:125.

59. Centre for Evidence-Based Medicine. EBP Tools. http:// www.cebm.net/index.aspx?o=1039. Acessado em 3 de julho de 2007.

60. Higgins J, Green S, eds. Cochrane Handbook for Systematic Reviews of Interventions 4.2.6. September 2006; http://www. cochrane.org/resources/handbook/. Acessado em 23 de junho de 2007.

61. Hill A, Spittlehouse C. What is critical appraisal? *Evid Based Med.* 2001;3(2):1–8.

62. Cesario S, Morin K, Santa-Donato A. Evaluating the level of evidence of qualitative research. *J Obstet Gynecol Neonatal Nurs.* Nov–Dec 2002;31(6):708–714.

63. Duffy ME. A research appraisal checklist for evaluating nursing research reports. *Nurs Health Care.* 1985;6: 539–547.

64. Rosswurm MA, Larrabee JH. A model for change to evidence-based practice. *Image J Nurs Sch.* 1999;31(4):317–322.

65. AGREE Collaboration. Appraisal of Guidelines for Research & Evaluation. http://www.agreecollaboration.org/intro/. Acessado em 20 de julho de 2007.

66. Burgers JS, Grol R, Klazinga NS, et al. Towards evidence-based clinical practice: An international survey of 18 clinical guideline programs. *Int J Qual Health Care.* Feb 2003;15(1): 31–45.

67. Scottish Intercollegiate Guidelines Network (SIGN). Management of chronic heart failure: A national clinical guideline. February 2007; available through the National Guidelines Clearinghouse, http://www.guideline.gov/. Acessado em 19 de julho de 2007.

68. Swedberg K, Cleland J, Dargie H, et al. Guidelines for the diagnosis and treatment of chronic heart failure. 2005; available through the National Guidelines Clearinghouse, http:// www.guideline.gov/. Acessado em 19 de julho de 2007, 2007.

69. Arnold JM, Howlett JG, Dorian P, et al. Canadian Cardiovascular Society Consensus Conference recommendations on heart failure update 2007: Prevention, management during intercurrent illness or acute decompensation, and use of biomarkers. *Can J Cardiol.* Jan 2007;23(1):21–45.

70. Hooper WC, Catravas JD, Heistad DD, et al. Vascular endothelium summary statement I: Health promotion and chronic disease prevention. *Vascul Pharmacol.* May 2007; 46(5):315–317.

71. Ly J, Chan CT. Impact of augmenting dialysis frequency and duration on cardiovascular function. *Asaio J.* Nov-Dec 2006;52(6):e11–e14.

72. Quinones MA, Zile MR, Massie BM, Kass DA. Chronic heart failure: A report from the Dartmouth Diastole Discourses. *Congest Heart Fail.* May -Jun 2006;12(3):162–165.

73. Anker SD, John M, Pedersen PU, et al. ESPEN Guidelines on Enteral Nutrition: Cardiology and pulmonology. *Clin Nutr.* Apr 2006;25(2):311–318.

74. Cavill I, Auerbach M, Bailie GR, et al. Iron and the anaemia of chronic disease: A review and strategic recommendations. *Curr Med Res Opin.* Apr 2006;22(4):731–737.

75. Clark WR, Paganini E, Weinstein D, et al. Extracorporeal ultrafiltration for acute exacerbations of chronic heart failure: Report from the Acu-

te Dialysis Quality Initiative. *Int J Artif Organs.* May 2005;28(5):466–476.

76. Wyrwich KW, Spertus JA, Kroenke K, et al. Clinically important differences in health status for patients with heart disease: An expert consensus panel report. *Am Heart J.* Apr 2004; 147(4):615–622.

77. Consensus recommendations for the management of chronic heart failure. On behalf of the membership of the advisory council to improve outcomes nationwide in heart failure. *Am J Cardiol.* Jan 21 1999;83(2A): 1A–38A.

78. Burkart F, Erdmann E, Hanrath P, et al. [Consensus conference "Therapy of chronic heart insufficiency" inaugurated by the Munich Collegium for Therapy Research e.V. together with the German Society for Cardiovascular Research]. *Z Kardiol.* Mar 1993;82(3):200–210.

79. West Virginia University Libraries. Databases: Health Sciences & Medicine. http://www.libraries.wvu.edu/databases/cgi-bin/ databases.pl?type=32. Acessado em 22 de junho de 2007.

80. School of Health and Related Research (ScHARR). ScHARR Guides. http://www.shef.ac.uk/scharr/ir/units/. Acessado em 4 de julho de 2007.

81. University of Minnesota. Evidence-based health care project. http://evidence.ahc.umn.edu/. Acessado em 6 de julho de 2007.

82. University of Minnesota. Evidence-based nursing. http://evidence.ahc.umn.edu/ebn.htm. Acessado em 5 de julho de 2007.

83. Scottish Intercollegiate Guidelines Network. Critical appraisal: Notes and checklists. http://www.sign.ac.uk/ methodology/ checklists.html. Acessado em 3 de julho de 2007.

84. Brown SJ. *Knowledge for Health Care Practice: A Guide to Using Research Evidence.* Philadelphia, PA: W. B. Saunders; 1999.

85. Critical Appraisal Skills Programme and Evidence-Based Practice (CASP). Critical Appraisal Tools. http:// www.phru.nhs.uk/casp/ critical_appraisal_tools.htm#rct. Acessado julho de 2007 2007.

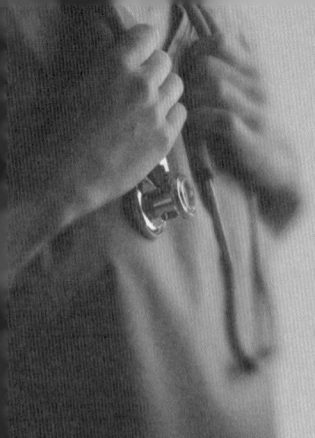

Apêndice 4.A

FONTES DA INTERNET PARA *GUIDELINES* DE PRÁTICA CLÍNICA

- National Guideline Clearinghouse (NGC)
  - http://www.guidelines.gov/
- Centers for Disease Control and Prevention (CDC)
  - http://www.cdc.gov/
- Agency for Health Care Research and Quality
  - http://www.ahrq.gov/clinic/cpgonline.htm
- Health Canada
  - http://www.hc-sc.gc.ca/
- Canadian Task Force on Preventive Health Care
  - http://www.ctfphc.org/
- Scottish Intercollegiate Guidelines Network (SIGN)
  - http://www.sign.ac.uk/
- New Zealand Guidelines Group
  - www.nzgg.org.nz
- Institute for Clinical Systems Improvement (ICSI)
  - www.icsi.org
- European Society of Cardiology
  - http://www.escardio.org
- National Kidney Foundation
  - http://www.kidney.org/professionals/KDOQI/guidelines.cfm
- Royal College of Obstetricians and Gynaecologists-
  - http://www.rcog.org.uk
- Infectious Diseases Society of America
  - http://www.idsociety.org/pg/toc.htm
- NHSHTA-click on "list of all HTA reports"
  - http://www.hta.nhsweb.nhs.uk/

Sites específicos para *guidelines* de melhores práticas em enfermagem incluem:
- **Registered Nurses Association of Ontario** – *guidelines* de melhores práticas disponíveis para compra
  - http://www.rnao.org/bestpractices/index.asp
- **JBI ConNect by Joanna Briggs Institute for Evidence Based Nursing and Midwifery** – taxa de assinatura
  - http://www.jbiconnect.org/index.php
- **University of Iowa Gerontological Nursing Interventions Research Center** – *guidelines* disponíveis para compra
  - http://www.nursing.uiowa.edu/consumers_patients/evidence_based.htm
- **Association of Women's Health, Obstetric, and Neonatal Nurses (AWHONN) Standards and Guidelines** – disponíveis para compra
  - http://www.awhonn.org/awhonn/
- **Emergency Nursing World**
  - http://www.enw.org/TOC.htm
- **American Association of periOperative Nurses** – Practice Resources – disponíveis para compra
  - http://www.aorn.org/
- **McGill University Health Centre** – *Links* para *guidelines*
  - http://muhc-ebn.mcgill.ca/index.html

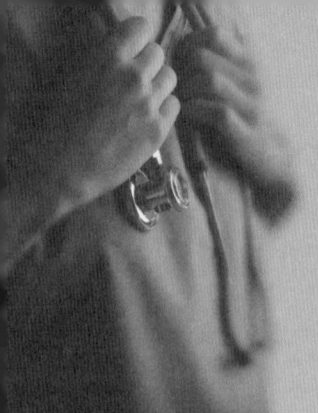

OUTRAS BASES DE DADOS PARA REVISÕES SISTEMÁTICAS

- *Homepage* da Health Services/Technology Assessment (HSTAT)
  - http://hstat.nlm.nih.gov/
- **Clinical Evidence (assinatura)**
  - www.clinicalevidence.com/uhf
- **Evidence-Based Practice Centers – Agency for Health Care Research and Quality**
  - http://www.ahrq.gov/clinic/epcquick.htm
- **Centre for Review and Dissemination**
  - http://www.york.ac.uk/inst/crd/
- **Bandolier – Abstracts of Systematic Reviews**
  - http://www.jr2.ox.ac.uk/bandolier/

Apêndice 4.C

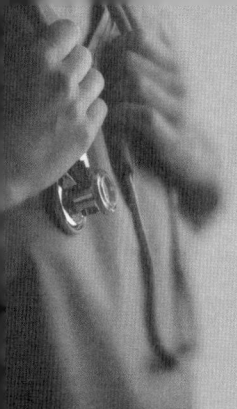

BASES DE DADOS BIBLIOGRÁFICOS *ON-LINE* COM ACESSO GRATUITO*

- National Library of Medicine Gateway – http://gateway.nlm.nih.gov/gw/Cmd. Possui informações para profissionais da saúde e consumidores, em diversas bases de dados. Para profissionais da saúde, incluem
  - Medline/PubMed – citações de artigos e resumos
  - NLM catalog – livros, séries, audiovisuais
  - BookShelf – texto completo de livros médicos
  - TOXLINE – citações sobre toxicologia
  - DART – toxicologia do desenvolvimento e reprodutiva
  - ClinicalTrials.gov
  - DIRLINE – Director of Health Organizations
  - Genetics Home Reference
  - Household Products Database
  - ITER – International Toxicology Estimates for Risk
  - GENE – TOX-Genetics Toxicology
  - CCRIS – Chemical Carcinogenesis Research Information System
- PubMed (*link* direto) – http://www.ncbi.nlm.nih.gov/sites/entrez
  - Base de dados bibliográfica da National Library of Medicine, que indexa literatura nas áreas de medicina, enfermagem,

---

* N. de R.T.: No Brasil "o Centro Latino-americano e do Caribe de Informação em Ciências da Saúde, também conhecido por seu nome original Biblioteca Regional de Medicina (BIREME), é um centro especializado da Organização Pan-americana da Saúde / Organização Mundial da Saúde (OPAS/OMS) orientado à cooperação técnica em informação científica em saúde". O portal da Biblioteca Virtual em Saúde (BVS) – http//regional.bvsalud.org/php/index.php – dá acesso a várias bases de dados e fontes de informação. Algumas disponibilizam referências e *abstracts* (resumos) e outras o texto completo.

odontologia, medicina veterinária e ciências pré-clínicas com mais de 4.600 periódicos biomédicos publicados em mais de 70 países.
- **Literatura sobre o câncer na PubMed – http://www.cancer.gov/search/cancer_literature/**
  - *Links* para ferramentas de busca que são restritas à literatura sobre o câncer
- **BioMed Central – http://www.biomedcentral.com/**
  - Editor de 178 periódicos de acesso livre. É possível fazer buscas no *site*, e os artigos podem ser baixados de forma gratuita.
- **AgeLine – http://www.aarp.org/research/ageline/**
  - Uma base de dados bibliográfica que tem resumos de 600 periódicos, bem como livros, capítulos, relatórios de pesquisa e vídeos sobre pesquisa em gerontologia social e envelhecimento.

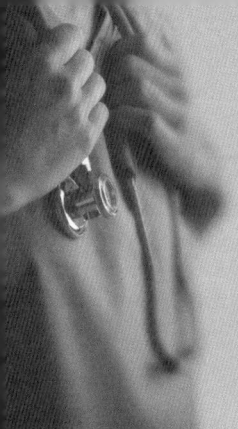

Apêndice 4.D

BASES DE DADOS BIBLIOGRÁFICAS *ON-LINE* ACESSÍVEIS MEDIANTE PAGAMENTO

Por serem bases de dados privadas, o acesso requer um nome de usuário e uma senha. As bases de dados privadas incluem:[79]

- **Academic Search Premiere**
  - Uma base de dados acadêmica, multidisciplinar, de textos completos, que abrange quase todas as áreas de estudos acadêmicos e contém o texto completo de 4.650 periódicos.
  - Além dos textos completos, oferece indexação e resumos de mais de 8.200 periódicos.
- **HealthSource Nursing/Academic Edition**
  - Fornece quase 600 periódicos acadêmicos com texto completo, incluindo 450 periódicos com revisão por pares com foco em diversas disciplinas médicas.
  - Também fornece resumos e indexação de quase 850 periódicos.
- **MDConsult**
  - Fornece acesso eletrônico a 40 respeitados livros médicos de referência, mais de 50 periódicos médicos e clínicos, MEDLINE, ampla informação sobre drogas, mais de 1.000 *guidelines* de prática clínica e mais de 3.500 panfletos para pacientes que podem ser customizados e que podem ser levados para casa por eles após uma consulta ambulatorial ou internação hospitalar.
  - Online CME MD Consult fornece educação médica continuada *on-line*.
- **CINAHL (Cumulative Index of Nursing and Allied Health Literature) com texto completo**
  - A fonte mais abrangente de textos completos em enfermagem e periódicos de saúde relacionados, com mais de 600.000 artigos com texto completo de mais de 550 periódicos.

- **Cochrane Library**
  – Inclui o Cochrane Central Register of Controlled Trials.
- **PsycINFO**
  – Contém quase dois milhões de citações e resumos de artigos de periódicos, capítulos de livros, livros e dissertações, todos na área da psicologia.
- **EMBASE**
  – Uma base de dados bibliográfica europeia que indexa literatura farmacológica e biomédica com mais de 7.000 periódicos de mais de 70 países.

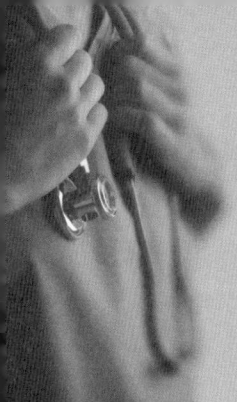

Apêndice 4.E

SITES DE TÓPICOS DE AVALIAÇÃO CRÍTICA (CRITICAL APPRAISAL TOPICS – CATS)

- **University of North Carolina – CATs**
  - http://www.med.unc.edu/medicine/edursrc/welcome
- **Scottish Intensive Care – CATs**
  - http://www.sicsebm.org.uk/cat_collection.htm
- **University of Michigan**
  - http://www.med.umich.edu/pediatrics/ebm/topics/cards.htm
- **Evidence-Based On Call**
  - http://www.eboncall.org/content.jsp.htm
- **McMaster University Occupational Therapy Department**
  - http://www.srs-mcmaster.ca/Default.aspx?tabid=547

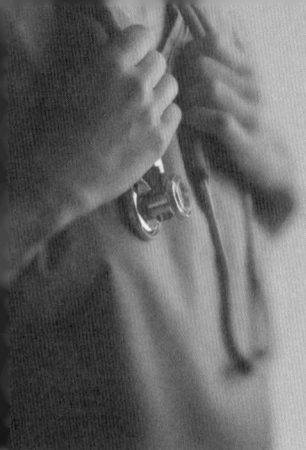

Apêndice 4.F

SITES COM DECLARAÇÕES DE POSICIONAMENTOS EM ENFERMAGEM OU PADRÕES DA PRÁTICA

- American Nurses Association (ANA)
  - http://nursingworld.org/
- Association of Women's Health, Obstetric, and Neonatal Nurses (AWHONN) Standards and Guidelines – disponíveis para compra
  - http://www.awhonn.org/awhonn/
- American Association of periOperative Nurses – Practice Resources – disponíveis para compra
  - http://www.aorn.org/
- *Links* para *websites* de outras organizações de enfermagem incluem
  - ANA's Nursing Links (USA) – http://nursingworld.org/rnindex/snp.htm
  - Yahoo: Nursing Organizations (international) – http://dir.yahoo.com/health/nursing/organizations/

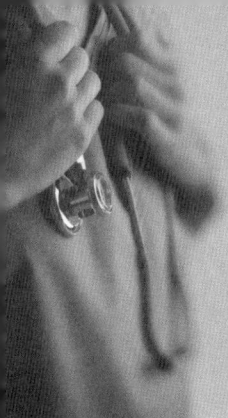

Apêndice 4.G

RECURSOS *ON-LINE* PARA ENSINO DE PESQUISA

A School of Health and Related Research (ScHARR) da University of Sheffield,[80] http://www.shef.ac.uk/scharr/ir/netting/, fornece numerosos *links* para recursos em oito páginas da *web*: biblioteca, busca, avaliação, implementação, programas de computador, periódicos, bases de dados e organizações. No *site* da biblioteca, há *links* para cópias eletrônicas de artigos educativos sobre a PBE. Na página http://www.shef.ac.uk/scharr/ir/units/critapp/, há acesso para os seguintes módulos educativos *on-line*:

- Avaliação crítica e utilização da literatura
- Revisões sistemáticas
- Levando a pesquisa para a prática

A University of Minnesota,[81,82] http://evidence.ahc.umn.edu/ e http://evidence.ahc.umn.edu/ebn.htm, tem módulos educativos sobre PBE e enfermagem baseada em evidências.

Em medicina baseada em evidências, http://www.evidence-basedmedicine.co.uk/; clique no *link* "*What is...*" para acessar materiais educativos sobre a PBE, incluindo "O que é avaliação crítica?" ("*What is Critical Appraisal?*").

Apêndice 4.H

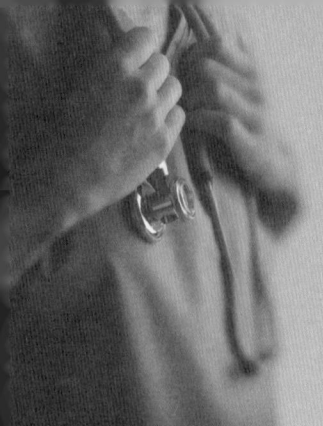

RECURSOS EDUCATIVOS *ON-LINE* PARA PESQUISA QUALITATIVA

- **University of Sheffield, Netting the Evidence:**
  - http://www.shef.ac.uk/scharr/ir/units/
- **University of Kent:**
  - http://library.kent.ac.uk/library/info/subjectg/healthinfo/critapprais.shtml
- **Centre for Health Evidence**
  - http://www.cche.net/usersguides/qualitative.asp
- **The Qualitative Report, um periódico *online*:**
  - http://www.nova.edu/ssss/QR/text.html

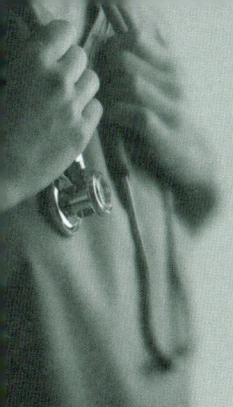

Apêndice 4.I

INSTRUMENTOS PARA AVALIAÇÃO CRÍTICA *ON-LINE*

Revisões Sistemáticas

Instrumentos para avaliação crítica de revisões sistemáticas podem ser acessados *on-line*. Tais recursos incluem:

• O Scottish Intercollegiate Guideline Network tem um *checklist* para avaliar revisões sistemáticas, notas explicativas sobre como utilizá-lo e uma cópia disponível como rtf, que pode ser baixada para digitar a avaliação crítica.[83]

– http://www.sign.ac.uk/guidelines/fulltext/50/checklist1.html

Uma versão modificada desse *checklist* é apresentada na Figura 4-7.

• Evidence-Based Medicine *Toolkit* tem uma coleção de instrumentos para avaliar revisões sistemáticas.

– http://www.ebm.med.ualberta.ca/

• Joanna Briggs Institute for Evidence Based Nursing and Midwifery tem um *checklist* para avaliar revisões sistemáticas, com uma discussão sobre como conduzir a avaliação crítica.

– http://www.joannabriggs.edu.au/about/home.php
– Clique em EBP Resources & Services, depois
– Clique em Best Practice Information Sheet Database
– Vá até a página intitulada "Changing Practice: Appraising Systematic Reviews" para baixar o PDF

Relatórios de Pesquisa Quantitativa

Instrumentos de avalição crítica para analisar uma pesquisa quantitativa podem ser encontrados tanto na literatura[19,84, pp 106–108] como *on-line*. Incluem:

- Critical Appraisal Skills Programme e Evidence-Based Practice (CASP)[85] – http://www.phru.nhs.uk/casp/critical_appraisal_tools.htm#rct – tem instrumentos para avaliar
  - Ensaios clínicos randomizados
  - Estudos de pesquisa qualitativa
  - Estudos de caso-controle
  - Estudos de coorte
  - Estudos de avaliação econômica
  - Estudos de testes diagnósticos
- O Scottish Intercollegiate Guideline Network tem *checklists* para os mesmos tipos de evidências, bem como notas explicativas sobre como utilizar cada instrumento[83] – http://www.sign.ac.uk/methodology/checklists.html
  - Ensaios clínicos randomizados
  - Estudos de caso-controle
  - Estudos de coorte
  - Estudos de avaliação econômica
- Evidence-Based Medicine Toolkit – http://www.ebm.med.ualberta.ca/ – tem instrumentos para avaliar
  - Ensaios clínicos randomizados
  - Estudos de avaliação econômica
- McMaster University, Occupational Therapy Evidence-Based Practice Group – http://www.srs-mcmaster.ca/Default.aspx?tabid=630 – tem instrumentos e *guidelines* para avaliar pesquisas quantitativas.

Relatórios de Pesquisa Qualitativa

Instrumentos para avaliação crítica de pesquisa qualitativa estão disponíveis na literatura,[39,62] bem como *on-line*. Incluem:
- University of Salford
  Instrumentos de avaliação crítica:
  – http://www.fhsc.salford.ac.uk/hcprdu/tools/qualitative.htm
- McMaster University Occupational Therapy Evidence-Based Practice Group
  Guidelines de avaliação crítica e formulário de avaliação crítica
  – http://www.srs-mcmaster.ca/Default.aspx?tabid=630

- University of Southern California
  Health Science Evidence-Based Decision Making
  – http://www.usc.edu/hsc/ebnet/
  Making sense of the qualitative literature (*checklist*)
  – http://www.usc.edu/hsc/ebnet/res/Making%20Sense%20 of%20the%20QL%20Lit.pdf
- University of Connecticut
  Guidelines de avaliação de pesquisa qualitativa
  – www.isipar08.org/docs/Qualitative-Research-Criteria.doc

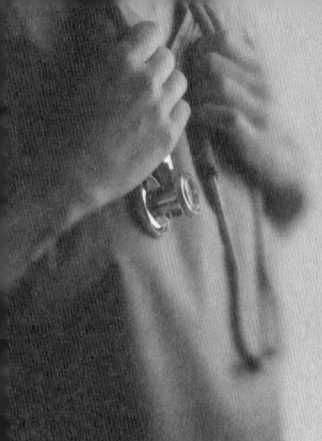

Apêndice 4.J

TUTORIAIS PARA UTILIZAR O *SITE* DO PUBMED

–http://www.ncbi.nlm.nih.gov/sites/entrez
   Incluindo:
- Buscar um autor no PubMed – Search PubMed for an Author
- Buscar um autor e um assunto no PubMed
- Searching PubMed by Author and Subject, exemplo de busca simples de um assunto no PubMed – PubMed Simple Subject Search Example
- Buscar um periódico – Search for a Journal
- Retirando citações de um número de periódico – Retrieving Citations from a Journal Issue

O PubMed também tem a opção de registro no "My NCBI", o que permite ao usuário salvar as buscas para consultar depois. Existem vários tutoriais breves sobre como utilizar o My NCBI, incluindo

- Começando com o My NCBI – Getting Started with My NCBI
- Como fazer o registro, entrar e sair, mudar sua senha e o que fazer caso esqueça sua senha
- Salvando buscas – Saving Searches
- Como salvar uma busca no PubMed, para ver depois ou para que os resultados sejam enviados ao seu *e-mail*
- Como salvar citações usando o My NCBI
- Alertas de *e-mail* sobre artigos dos seus periódicos favoritos – E-mail Alerts for Articles from Your Favorite Journals
- Como criar alertas de *e-mail* sobre novos artigos de um conjunto de periódicos.

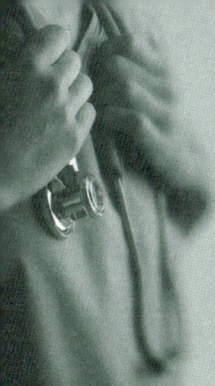

Capítulo 5
ETAPA 3: FAZER UMA ANÁLISE CRÍTICA DAS EVIDÊNCIAS

- **CRITICAR E PESAR AS EVIDÊNCIAS**
  - Criticando as evidências
    - *Guidelines* de prática clínica
    - Revisões sistemáticas
    - Pesquisa
  - Pesando a validade e a força das evidências

- **SINTETIZAR A MELHOR EVIDÊNCIA**

- **AVALIAR A VIABILIDADE, OS BENEFÍCIOS E OS RISCOS DA NOVA PRÁTICA**

CRITICAR E PESAR AS EVIDÊNCIAS

Nesta etapa, a equipe de prática baseada em evidências (PBE) faz a avaliação crítica das melhores evidências disponíveis que são relevantes para o objetivo do projeto. Depois, pesa a força das evidências, julgando se respaldam ou não a mudança da prática. Se positivo, a equipe considera se a mudança da prática respaldada pelas evidências tem viabilidade, benefícios e riscos aceitáveis.

Criticando as Evidências

Tendo identificado e obtido cópia das evidências, a equipe coleta dados sobre cada *guideline* de prática clínica, revisão sistemática e relatório de pesquisa, utilizando os instrumentos selecionados durante o planejamento da revisão sistemática. Os membros da equipe devem seguir os planos de dividir as tarefas na condução das avaliações críticas.

Guidelines de prática clínica

Caso a equipe tenha encontrado um *guideline* de prática clínica relevante, os membros deverão utilizar o instrumento de avaliação crítica selecionado para estimar a validade interna do *guideline*. O instrumento AGREE pode parecer desafiador, pois tem 20 páginas com 23 critérios para aquilatar a validade interna de um *guideline*. Entretanto, além do formulário de avaliação crítica, há páginas que fornecem interpretações para cada critério, fazendo com que o instrumento seja menos desafiador do que à primeira impressão. Há exemplos de avaliações críticas de *guidelines* de prática clínica utilizando o instrumento AGREE neste *site*: http://www.agreecollaboration.org/1/agreeguide/.

> **Caso 5.1** Avaliação Crítica de Dois *Guidelines* de Prática Clínica sobre Insuficiência Cardíaca Crônica

No caso fictício de insuficiência cardíaca crônica (ICC) havia dois *guidelines* de prática clínica relevantes a avaliar.[1,2] A equipe começou com um produzido pelo Scottish Intercollegiate Guidelines Network (SIGN), mas, quando estava na metade dos 23 critérios, seus membros ficaram preocupados, porque o *guideline* não incluía algumas informações pertinentes aos critérios. Por exemplo, não mencionava o objetivo do *guideline* ou se os pacientes foram ou não incluídos como *stakeholders* no processo de desenvolvimento do *guideline*. Um membro da equipe realizou uma busca no *site* da SIGN, encontrou um *link* para a descrição da metodologia de todos os *guidelines* de prática clínica da SIGN e descobriu que o processo utiliza os critérios do instrumento AGREE. Assim, os enfermeiros que utilizarem um *guideline* de prática clínica da SIGN podem confiar em sua validade interna, mesmo se não puderem dar notas altas a alguns critérios AGREE durante a avaliação crítica.

Após a descoberta de que todos os *guidelines* de prática clínica da SIGN foram desenvolvidos a partir dos critérios do instrumento AGREE, um membro da equipe fez uma busca no *site* da organização profissional que desenvolveu o segundo *guideline*, a European Society of Cardiology (ESC). A informação encontrada sobre o processo de desenvolvimento do *guideline* da ESC não especificava a utilização dos critérios da colaboração AGREE. Portanto, a equipe conduziu uma avaliação crítica utilizando o instrumento AGREE. Seus membros tiveram de utilizar o índice do *guideline* de prática clínica da National Guidelines Clearinghouse (NGC) e o texto completo do *guideline* da ESC para avaliar o *guideline* em todos os 23 critérios AGREE. Os responsáveis pela avaliação do *guideline* deram pontuação 4 (concordo totalmente) para 15 critérios, 3 para dois (concordo) e 1 para seis (discordo totalmente), pois esses critérios não foram abordados. Os seis critérios eram:
- Critério 5: Buscaram-se as visões e preferências dos pacientes.
- Critério 9: Os critérios para a seleção de evidências estão claramente descritos.
- Critério 20: As potenciais implicações de custos da aplicação das recomendações foram consideradas.
- Critério 21: O *guideline* apresenta os principais critérios da revisão para monitoramento e/ou auditoria.
- Critério 22: O *guideline* tem independência editorial do grupo patrocinador.
- Critério 23: Conflitos de interesse dos membros de desenvolvimento do *guideline* foram registrados.

Apesar de não encontrar evidências para pontuar esses seis critérios, a equipe julgou que o *guideline* de prática clínica da ESC tinha validade interna adequada o suficiente para informar a prática.

Revisões sistemáticas

Se a equipe localizar revisões sistemáticas relevantes, seus membros devem utilizar o instrumento de avaliação crítica selecionado para avaliar a validade interna da revisão sistemática. Se selecionarem um instrumento de avaliação crítica que seja autoexplicativo ou acompanhado por instruções, os membros da equipe terão maior confiança de estarem conduzindo uma avaliação rigorosa. Um exemplo de avaliação crítica de revisão sistemática utilizando versão ligeiramente modificada de um *checklist* da SIGN aparece na Figura 5.1. Após a avaliação crítica, a revisão sistemática foi julgada como satisfazendo todos os critérios de validade interna, fazendo dela uma forte fonte de evidências para a prática.

Caso a equipe localize mais de uma revisão sistemática, os membros devem escrever um resumo que descreva o conhecimento produzido por todas essas revisões. Esse resumo será utilizado mais tarde para preparar a síntese do conhecimento de base.

Caso 5.2 Resumo das Revisões Sistemáticas para o Caso Fictício do Projeto de PBE de Insuficiência Cardíaca Crônica

Durante a busca por revisões sistemáticas, foram localizadas três de alta relevância. Cada uma é discutida sequencialmente, sendo seguidas de um resumo das três revisões sistemáticas. Primeiro, uma revisão sistemática recente, de McAlister e colaboradores,[3] de 29 ensaios clínicos randomizados, investigou a efetividade de estratégias multidisciplinares para pacientes com ICC e concluiu que as mais eficazes eram programas de cuidado da doença que incluíam (1) melhor autocuidado do paciente por meio da orientação deste, (2) monitoramento por enfermeiros especialmente treinados em ICC, e (3) acesso a clínicas especializadas em ICC. Programas com monitoramento por equipes multidisciplinares especializadas, incluindo enfermeiros especialistas em ICC, reduziram de forma significativa a mortalidade, as internações por ICC e demais causas de hospitalizações. Programas que melhoravam o autocuidado por meio da educação do paciente reduziram muito as hospitalizações por ICC e demais causas, mas não a mortalidade. Programas que utilizavam orientação fornecida por telefone pelo provedor de saúde primário que acompanhava o paciente, caso sua condição piorasse, reduziram bastante as hospitalizações por ICC, mas não as por demais causas

Prática Baseada em Evidências 169

Checklist de Metodologia 1: Revisões sistemáticas e metanálises	
Título do projeto de mudança da prática: Manejo da insuficiência cardíaca crônica	Nome da equipe: Equipe de PBE da Clínica Médica
Pergunta PICO: P: Pacientes com insuficiência cardíaca crônica I: Atenção a longo prazo por um enfermeiro	C: Orientação ao paciente sobre o autocuidado pelo enfermeiro da equipe de cuidados O: Readmissões não planejadas, em menos de 30 dias, devido a autocuidado inadequado
Checklist preenchido por: Jane Doe	
Avaliação crítica de: McAlister FA, Stewart S, Ferrua S, & McMurray JJ. (2004). Multidisciplinary strategies for the management of heart failure patients at high risk for admission: A systematic review of randomized trials. *J Am Coll Cardiol,* 2004; 44(4): 810-819.	

Seção 1: Validade interna

Em uma revisão sistemática bem-conduzida	Neste estudo, esse critério foi	
1.1 O estudo aborda uma questão específica apropriada e clara.	**Satisfeito** Abordado adequadamente Pouco abordado	Não abordado Não relatado Não se aplica
1.2 Está incluída uma descrição da metodologia utilizada.	**Satisfeito** Abordado adequadamente Pouco abordado	Não abordado Não relatado Não se aplica
1.3 A busca de literatura foi rigorosa o suficiente para identificar todos os estudos relevantes.	**Satisfeito** Abordado adequadamente Pouco abordado	Não abordado Não relatado Não se aplica
1.4 A qualidade do estudo é avaliada e levada em consideração.	**Satisfeito** Abordado adequadamente Pouco abordado	Não abordado Não relatado Não se aplica
1.5 Há similaridades suficientes entre os estudos selecionados para combiná-los de forma razoável.	**Satisfeito** Abordado adequadamente Pouco abordado	Não abordado Não relatado Não se aplica

Figura 5.1 Exemplo de avaliação crítica de uma revisão sistemática.

Seção 2: Avaliação geral do estudo		
2.1	Quão bem conduzido foi o estudo para minimizar os vieses? Código ++, +, ou –	++ Todos os critérios foram satisfeitos.
2.2	Se receber + ou –, qual é a direção provável em que o viés poderia afetar os resultados do estudo?	
Seção 3: Descrição do estudo (Escreva as respostas com clareza)		
3.1	Quais tipos de estudos foram incluídos na revisão? *(Destaque os que se aplicam)*	**Ensaio clínico randomizado** Ensaio clínico controlado Coorte Caso-controle Outro
3.2	De que maneira esta revisão ajuda a responder sua pergunta-chave? *Resumir as conclusões principais da revisão e como ela se relaciona com sua pergunta- -chave relevante. Comentar quaisquer pontos fortes ou fracos da revisão como fonte de evidência para um guideline produzido para o National Health Service, na Escócia.*	As questões da revisão foram: 1. A equipe multidisciplinar pode reduzir internações, mortes e custos? 2. Quais são os benefícios relativos das diferentes intervenções? Resumo das conclusões: • As estratégias mais eficazes foram os programas de manejo da doença, que incluíam (1) melhor autocuidado do paciente por meio da orientação deste, (2) monitoramento por enfermeiros especialmente treinados em ICC e (3) acesso a clínicas especializadas. • Programas com monitoramento por equipe multidisciplinar especializada, incluindo enfermeiros especialmente treinados em ICC, reduziram muito a mortalidade, as internações por ICC e demais causas. • Programas que melhoravam o autocuidado por meio da educação do paciente reduziram significativamente as hospitalizações por ICC e demais causas, mas não a mortalidade.

Figura 5.1 *(Continuação)*

Seção 3: Descrição do estudo (Escreva as respostas com clareza) *(Continuação)*	
	Resumo das conclusões: • Programas que utilizavam orientação fornecida por telefone pelo profissional da saúde que acompanhava o paciente, caso sua condição piorasse, reduziram bastante as hospitalizações. • Dos 18 ensaios clínicos randomizados incluídos na revisão, 15 relataram que a intervenção foi econômica, e 3, que ela não fez diferença nos custos.

Adaptada, com permissão do Scottish Intercollegiate Guidelines Network (SIGN), do *checklist* de metodologia 1 da SIGN

Figura 5.1 *(Continuação)*

ou a mortalidade. Dos 18 ensaios clínicos randomizados incluídos na revisão, 15 relataram que a intervenção foi econômica, e 3 que ela não fez diferença nos custos.

Em segundo lugar, uma revisão sistemática mais recente, de Chaudhry e colaboradores,[4] de ensaios clínicos randomizados que investigaram a efetividade do monitoramento telefônico para acompanhar o estado de saúde dos pacientes com ICC concluiu que são necessárias mais evidências sobre quais abordagens são as mais eficazes e custo-efetivas. As evidências sobre efetividade são heterogêneas. Seis dos nove estudos revisados demonstraram redução das internações por ICC, das demais causas de hospitalização e da mortalidade. Três dos nove estudos não demonstraram impacto nas hospitalizações por ICC, pelas demais causas ou na mortalidade. Para todos esses três estudos, os revisores concluíram que diferenças nas características da amostra podem ter contribuído para a discrepância de resultados. Dois desses estudos incluíram pacientes de baixo risco, e uma amostra de estudo era formada por pacientes hispânicos, com ICC e de alto risco.

Em terceiro lugar, outra revisão sistemática recente, de Clark e colaboradores,[5] analisou ensaios clínicos randomizados que compararam a efetividade do cuidado usual com monitoramento telefônico ou apoio estruturado por telefone feito pelos profissionais da saúde, incluindo enfermeiros, e concluiu que o monitoramento remoto diminuiu significativamente as internações por ICC e a mortalidade por demais causas. Os revisores observaram que monitoramento telefônico e apoio estruturado por telefone não são tratamentos e não devem ser utilizados no lugar do cuidado pelo especialista em ICC.

Em suma, não foi localizada qualquer revisão sistemática em que a atenção de longo prazo à ICC fosse dirigida por enfermeiros. Das três revisões sistemáticas, uma,[3] de alta qualidade, descobriu que os programas de manejo multidisciplinar da doença que incluíam (1) melhor autocuidado do paciente por meio da orientação deste, (2) monitoramento por enfermeiros especialmente treinados em ICC e (3) acesso a clínicas especializadas reduziam bastante a mortalidade e as internações por ICC e demais causas. Além disso, essa revisão sistemática concluiu que programas que melhoraram o autocuidado do paciente por meio da orientação deste reduziram muito as internações por ICC e demais causas, mas não a mortalidade. As evidências sobre a efetividade do monitoramento telefônico de longa duração no manejo da ICC ainda são limitadas. Evidências das três revisões[3-5] indicaram que o monitoramento telefônico tem potencial para ser uma estratégia acessória efetiva se utilizado em combinação com o manejo multidisciplinar da doença.

Pesquisa

Os membros da equipe de PBE farão a avaliação crítica dos relatórios de pesquisa relevantes utilizando os instrumentos de coleta de dados e *checklists* selecionados. Um exemplo de avaliação crítica preenchida para um artigo de pesquisa quantitativa está na Figura 5.2, e um exemplo de avaliação crítica preenchida para um artigo de pesquisa qualitativa está na Figura 5.3. A equipe deverá considerar a participação de pelo menos dois membros conduzindo a avaliação crítica dos artigos determinados para cada um separadamente, utilizando o instrumento de coleta de dados. Depois, deverão reunir-se para discutir as similaridades e diferenças em suas avaliações. Parear um membro que tem experiência em pesquisa com um membro novato pode ser uma abordagem útil para construir o conhecimento de pesquisa e as habilidades necessárias a uma avaliação crítica. Essa abordagem de pareamento pode aumentar a acurácia e o rigor dessas avaliações. Após coletar dados sobre cada artigo, cada par deverá inserir as informações em uma tabela de evidências. Quando todos os pares de membros tiverem concluído suas avaliações críticas, a equipe deverá reunir-se e discutir as evidências de cada artigo. As tabelas de

Citação:	(autores, ano, título do artigo, revista, volume, número, páginas): Naylor, MD, et al. Transitional care of older adults hospitalized with heart failure: A randomized, controlled trial. *Journal of the American Geriatrics Society*. 2004; 52(5): 675-684.[8]
Objetivos, questões de pesquisa ou hipóteses:	Verificar a efetividade dos cuidados de transição providos por enfermeiros de prática avançada a idosos
Tipo:	X Quantitativa Metodologias mistas
Local do estudo:	6 hospitais acadêmicos e de comunidades da Filadélfia
Amostra:	Tamanho: 239 pacientes Plano de amostragem: alocação randomizada
	Demografia: idade de 65 anos ou mais; idade média 76; 43% homens; 36% afro-americanos
Variáveis e instrumentos:	Dependente: – readmissão ou morte – custos totais – dias de internação – qualidade de vida – satisfação com o cuidado Independente: Intervenção de cuidado de transição realizada por enfermeiros de prática avançada Passíveis de confusão: não há, devido ao plano de amostragem

Desenho:	Experimental Não experimental
	[X] Ensaio clínico randomizado [ ] Estudo de coorte
	[ ] Experimento [ ] Estudo de caso-controle
	[ ] Quase-experimental [ ] Estudo descritivo-comparativo
	   [ ] Estudo descritivo-correlacional
	   [ ] Estudo descritivo-exploratório

Resultados:	Comparado com o grupo-controle, o grupo de intervenção teve: – Maior tempo até a primeira readmissão ou morte ($\chi^2 = 5,0$, $p = 0,026$) – Menor número de readmissão (104 *versus* 162, $p = 0,047$) – Menor custo médio total (US$7.636 *versus* US$12.481) – Menor número de readmissões (22 de 104) relacionadas às comorbidades do que no grupo-controle (50 de 162) – Menos dias de internação (588) do que o grupo-controle (970, $p = 0,071$) – Melhor qualidade de vida (Minnesota Living with Heart Failure Questionnaire) em 12 semanas ($p < 0,05$) – Maior satisfação com o cuidado em 2 e 6 semanas ($p < .001$) – Em 52 semanas, teve menor custo médio do cuidado total, incluindo o custo da intervenção

Figura 5.2 Exemplo de uma avaliação preenchida de um artigo de pesquisa quantitativa.

Recomendações:	O cuidado de transição realizado por enfermeiros de prática avançada para a insuficiência cardíaca pode ser efetivo no aumento do tempo antes da internação ou morte, reduziu o número total de internações e os custos do cuidado em outros hospitais urbanos dos Estados Unidos.	
Forças:	Validade interna: – Os enfermeiros de prática avançada coordenaram o cuidado relacionado a todas as comorbidades que poderiam afetar a condição clínica – O tamanho da amostra é grande o suficiente para detectar diferenças entre os grupos – Explanação detalhada sobre como foram trabalhados os dados perdidos para evitar a perda de participantes durante a análise – 6 locais de estudo	Validade externa: Generalizável para outras importantes cidades norte--americanas
Limitações:	Validade interna:	Validade externa: Pode não ser generalizável para pacientes rurais
ANÁLISE		
Significado clínico:	Altamente significativo, devido aos atuais resultados insatisfatórios do manejo da ICC	
Credibilidade dos resultados:	Alta credibilidade devido a excelente validade interna	
Intervenção aplicável ao meu local de trabalho:	Questionável – poderíamos recrutar enfermeiros para nosso serviço em área rural? Seria efetivo para nossos pacientes dessas áreas?	
Aceitabilidade dos riscos *versus* benefícios:	Excelentes evidências de benefícios sem riscos perceptíveis	
Aceitabilidade dos custos:	Sim, menor do que o custo do cuidado atual	

Figura 5.2 (*Continuação*)

Folha de trabalho para revisão de literatura para a pesquisa qualitativa
Citação: (autores, ano, título do artigo, revista, volume, número, páginas): Schnell, KN, Naimark, BJ, and McClement, SE. Influential factors for self-care in ambulatory care heart failure patients: A qualitative perspective. *Canadian Journal of Cardiovascular Nursing*. 2006;16 (1):13-19.[10]
Proposta, objetivos ou questões de pesquisa: Descrever as influências que melhoram ou impedem o autocuidado e explorar as respostas comportamentais a essas influências.
Tradição de pesquisa: Análise de conteúdo ___X___   Teoria fundamentada em dados _____   Etnografia _____   Metodologias mistas _____   Outro _____   Utilizou uma entrevista semiestruturada para a coleta de dados, usando um guia de entrevista baseado no Modelo de Autocuidado em Doenças Crônicas, de Connelly
Local do estudo: Uma comunidade de Manitoba, no Canadá
Amostra: Tamanho: __11__   Plano de amostragem: _proposital_   Demografia: 7 homens; 10 caucasianos, 1 aborígene; idade média de 64, variação de 43 a 79; 6 moravam nos limites da cidade, 5 moravam fora deles; todos foram recrutados de uma clínica de ICC
Fenômeno de interesse: Facilitadores e barreiras para o autocuidado de pessoas com ICC
Resultados: Os pacientes praticavam mais o autocuidado quando   • estavam satisfeitos com o cuidado recebido   • tinham atitudes positivas em relação à própria saúde   • tinham apoio familiar positivo   • reconheciam suas próprias responsabilidades no autocuidado   • conseguiam reconhecer os sintomas de insuficiência cardíaca que requeriam alguma ação   • não percebiam as estratégias de autocuidado como ameaçadoras a suas próprias ideias   • percebiam que as estratégias de autocuidado ofereciam mais benefícios do que trabalho

Figura 5.3 Exemplo de avaliação crítica de um artigo de pesquisa qualitativa.

Dois pacientes não sabiam que tinham a opção de ligar para a clínica para falar sobre seus sintomas de insuficiência cardíaca, e um paciente pensou que era responsabilidade do profissional da saúde telefonar para verificar como estava seu estado de saúde.
Recomendações: Os enfermeiros devem individualizar o plano de orientações do autocuidado e monitorar os pacientes com ICC por meio de contato telefônico regular.
Questões de análise
O pesquisador relatou preconcepções ou vieses? Não explicitamente; entretanto, ter baseado o guia da entrevista em um modelo teórico impediu que descobrisse quaisquer conceitos que já não existissem naquele modelo.
A tradição de pesquisa foi apropriada à proposta do estudo? Sim
Se havia um referencial teórico, ele foi apropriado à tradição de pesquisa? Aceitável
Os procedimentos de coleta de dados foram apropriados à tradição de pesquisa? Sim
Os informantes incluídos foram apropriados à proposta do estudo? Sim
A coleta de dados continuou até que fosse alcançada a redundância ou a saturação dos dados? Não foi discutido explicitamente, mas os 11 pacientes foram recrutados antes do início do estudo e de qualquer análise, sugerindo que a saturação dos dados não fosse uma meta.
A análise está descrita de maneira detalhada a suficiente para que outro pesquisador consiga replicar o estudo? Sim
A descrição dos resultados está apropriada à tradição de pesquisa? Sim
A discussão inclui relações com o conhecimento existente? Sim, com outros achados de pesquisa. Também poderia ter discutido que os achados fornecem respaldo empírico para os conceitos do Modelo de Conelly sobre o autocuidado em doenças crônicas.

Figura 5.3 (*Continuação*)

Confiabilidade
Credibilidade: Aceitável. O plano de amostragem foi adequado para obter informantes apropriados sobre o autocuidado na ICC. Os dados e resultados foram examinados por um pesquisador qualitativo experiente e, após, verificados. Não houve menção de ter ocorrido uma verificação entre os membros, dividindo resultados e obtendo *feedback* de alguns dos informantes, o que é uma limitação.
Reprodutibilidade: Aceitável. A descrição do projeto e dos procedimentos foi suficiente para outro pesquisador replicar o estudo.
Confirmabilidade: Aceitável. Os achados parecem refletir a experiência dos informantes, conforme evidenciado por suas falas transcritas no texto.
Transferibilidade: Aceitável. Apesar de o autor não fornecer uma descrição completa do contexto no qual o estudo foi conduzido, alguns dos achados refletiram a influência do contexto doméstico dos participantes.
ANÁLISE
Significado clínico: Altamente significativo do ponto de vista clínico, devido às consequências de um autocuidado de ICC insatisfatório sobre o paciente, a família, o sistema de cuidados de saúde e a sociedade.
A intervenção é aplicável ao meu local de trabalho: É potencialmente aplicável, se os líderes da organização prepararem os enfermeiros para prática avançada em ICC e para orientação do autocuidado.
Aceitabilidade de riscos *versus* benefícios: Sim. A implementação das sugestões recomendadas tem potencial para melhorar o autocuidado de pacientes com ICC e reduzir internações evitáveis.
Aceitabilidade de custos: A análise de custos não estava incluída no estudo. Entretanto, o custo de fornecer atenção hospitalar evitável a pacientes com ICC é um tanto alto, o que torna válido explorar a implementação das sugestões recomendadas.

Figura 5.3 (*Continuação*)

evidências simplificarão a análise crítica da efetividade das intervenções estudadas.

Caso 5.3 Tabelas de Evidências para o Projeto de PBE na ICC Fictícia

A equipe de PBE limitou sua busca de artigos para os últimos cinco anos devido à disponibilidade de duas revisões sistemáticas com validade interna consistente e dois *guidelines* de prática clínica com boa validade interna. Foram localizados muitos relatórios de pesquisa relevantes publicados nos últimos cinco anos, incluindo ensaios clínicos randomizados. Por isso, a equipe limitou as evidências apresentadas em sua primeira tabela de evidências (Fig. 5.4) aos ensaios clínicos randomizados, porque eles têm maior validade interna em comparação a outros desenhos de pesquisa. A equipe buscou relatórios de estudos significativos sobre o autocuidado de ICC. Não foram localizados estudos significativos de fenomenologia, etnografia ou teoria fundamentada em dados (*grounded theory*). Os dados dos dois importantes estudos de análise de conteúdo estão na segunda tabela de evidências (Fig. 5.5).

Pesando a Validade e a Força das Evidências

Além de fazer análises sobre a efetividade das intervenções, a equipe faz análises sobre a validade interna de todas as evidências para determinar sua força. Revisões sistemáticas com excelente validade interna fornecem as evidências mais fortes para a prática (Fig. 5.1). Os *guidelines* de prática clínica com excelente validade interna também fornecem boas evidências para a prática, pois são baseados em revisões sistemáticas, e suas recomendações possuem a indicação da força de evidência que respalda cada uma. Ensaios clínicos randomizados fornecem as evidências mais fortes sobre a efetividade de uma intervenção entre todos os desenhos de pesquisa.

Com base na avaliação crítica da equipe sobre a validade interna dos documentos de evidências individuais, os membros podem fazer um julgamento sobre a força da evidência do conjunto de evidências avaliado. Isso é feito por meio da análise das tabelas de evidências e da comparação destas com a hierarquia dos desenhos de pesquisa na Figura 4.1.

Autor, data	Objetivos, questões de pesquisa ou hipóteses	Metodologia: desenho, local, amostra	Intervenção	Resultados	Forças e limitações
Koelling, Johnson, Cody e Aaronson, 2005[7]	Comparar a efetividade de uma aula individual de 1 hora com o cuidado usual	- Ensaio clínico randomizado com os dados de acompanhamento coletados em 30, 90 e 180 dias após a alta - 223 pacientes com ICC, idade média 65 anos, 42% mulheres, 22% (grupo-controle) e 21% (grupo de intervenção) afro-americanos - Um centro médico acadêmico em Michigan	Cuidado-padrão com mais uma aula individual de 1 hora por um enfermeiro educador, mais uma cópia das diretrizes do tratamento antes da alta	- O grupo da intervenção teve menos dias de hospitalização ou morte no período de acompanhamento (0 e 10 dias, $p = 0,009$) do que o grupo-controle (4 e 19 dias), 180 dias após a intervenção - Escores em 6 comportamentos de autocuidado foram maiores, 30 dias após a alta nos pacientes do grupo da intervenção, e foram bem mais altos para 3 dos 6 comportamentos: pesar-se diariamente, seguir restrição de sódio e não fumar - Custos do cuidado, incluindo custos da intervenção, foram menores no grupo da intervenção do que no grupo-controle em US$ 2.823 por paciente ($p = 0,035$)	Forças - Ensaio clínico randomizado, com o desconhecimento dos profissionais do cuidado e dos pacientes a respeito da alocação nos grupos Limitações - Responsável pela coleta de dados não desconhecia a alocação nos grupos - Relato pessoal sobre os comportamentos de autocuidado - A adequação do tamanho da amostra não foi discutida - Apenas em área urbana, possivelmente não generalizável para pacientes de áreas rurais

Figura 5.4 Exemplo de uma tabela de evidências dos estudos quantitativos para o projeto fictício de ICC.

Autor, data	Objetivos, questões de pesquisa ou hipóteses	Metodologia: desenho, local, amostra	Intervenção	Resultados	Forças e limitações
Kimmelstiel e colaboradores, 2004[6]	Avaliar a efetividade de um programa de gerenciamento de doença para insuficiência cardíaca liderado por enfermeiros	– Ensaio clínico randomizado – 200 pacientes com insuficiência cardíaca, idade média 70,3 (grupo de intervenção) e 73,9 (grupo-controle); 42% mulheres – 6 locais de estudo, incluindo centros médicos universitários, hospitais comunitários e ambulatórios de cardiologia	– Gerenciamento de doença, 90 dias pós-alta, liderado por enfermeiro gerenciador (de casos), com experiência em ICC – Visita domiciliar com orientação individualizada e material educativo impresso – Informações recebidas por telefone do enfermeiro designado e de um enfermeiro disponível 24 horas ao telefone – Enfermeiro designado: – Telefonava para os pacientes a cada 1 ou 2 semanas para reforçar as orientações – Tinha acesso 24 horas, por telefone, aos médicos de ICC – Comunicava frequentemente a condição do paciente ao provedor de saúde primário, fornecendo recomendações de mudança de tratamento feitas pelo médico de ICC	– O grupo de intervenções teve menos hospitalizações (0,55) do que o grupo-controle (1,14, $p = 0,27$) – O grupo de intervenções teve menos dias de internação (4,3) do que o grupo-controle (7,8, $p = <0,001$) – Maior parte do ganho de peso perdido 180 dias após a intervenção	Forças – Desenho (do estudo) – Responsáveis pela coleta de dados desconheciam o alocamento nos grupos Limitações – A consistência da intervenção feita pelos enfermeiro gerenciador não é discutida – Apenas áreas urbanas, possivelmente não generalizável para pacientes de áreas rurais

Figura 5.4 (Continuação)

Autor, data	Objetivos, questões de pesquisa ou hipóteses	Metodologia: desenho, local, amostra	Intervenção	Resultados	Forças e limitações
Naylor e colaboradores, 2004[8]	Avaliar a efetividade de uma intervenção de cuidado de transição realizada por enfermeiros especialmente treinados em idosos hospitalizados com insuficiência cardíaca	- Ensaio clínico randomizado, com acompanhamento após a alta por 52 semanas - 239 pacientes, com idade de 65 anos ou mais; idade média 76; 43% homens; 36% afro-americanos - 6 hospitais acadêmicos e comunitários na Filadélfia	Um plano de alta de 3 meses realizado por enfermeiro de prática avançada e protocolo de acompanhamento domiciliar mais material educativo impresso	Comparado com o grupo-controle, o grupo da intervenção teve: - Mais tempo até a primeira readmissão ou morte (*log rank* $\chi^2 = 5,0, p = 0,026$) - Menor número de readmissão (104 *versus* 162, $p = 0,047$) - Menor custo total médio (US$7.636 *versus* US$12.481) - Menor número de readmissões (22 de 104) relacionadas às comorbidades do que o grupo-controle (50 de 162) - Menos dias de internação (588) do que o grupo-controle (970, $p = 0,071$) - Melhor qualidade de vida (*Minnesota Living with Heart Failure Questionnaire*) em 12 semanas ($p < 0,05$). Maior satisfação com o cuidado em 2 e 6 semanas ($p < 0,001$)	Forças - Desenho mais forte - Os enfermeiros de prática avançada coordenaram o cuidado de todas as comorbidades relacionadas que poderiam afetar a estabilidade da condição clínica - Amostra grande o suficiente para detectar diferenças entre os grupos - Explicação detalhada de como foram trabalhados os dados perdidos a fim de evitar a perda de participantes durante a análise - 6 locais de estudo Limitações - Apenas em áreas urbanas, possivelmente não generalizável para pacientes de áreas rurais

Figura 5.4 (*Continuação*)

Citação	Proposta, objetivos ou questões de pesquisa	Metodologia: desenho, local, amostra	Resultados	Forças e limitações
Schnell e colaboradores, 2006[10]	Descrever as influências que melhoram ou impedem o autocuidado e explorar as respostas comportamentais a essas influências	• Análise de conteúdo dos dados coletados utilizando um guia de entrevista semiestruturada • Uma comunidade de Manitoba, Canadá • 11 pacientes com ICC • 7 homens, 4 mulheres • 10 caucasianos, 1 aborígene • 6 moravam nos limites urbanos e 5, fora deles	Os pacientes demonstraram mais adesão ao autocuidado quando • estavam satisfeitos com o cuidado recebido na clínica • tinham atitudes positivas em relação à sua própria saúde • tinham apoio familiar positivo • reconheciam suas próprias responsabilidades com o autocuidado • eram capazes de reconhecer sintomas de insuficiência cardíaca que requeriam alguma ação • não percebiam as estratégias de autocuidado como ameaçadoras a suas próprias ideias e • percebiam que as estratégias de autocuidado ofereciam mais benefícios do que trabalho	Alcançou a maioria das características de confiabilidade

Figura 5.5 Exemplo de uma tabela de evidências de estudos de pesquisa qualitativa para o projeto fictício de ICC.

Citação	Proposta, objetivos ou questões de pesquisa	Metodologia: desenho, local, amostra	Resultados	Forças e limitações
Riegel e Carlson, 2002[11]	Explorar o impacto da ICC na vida dos pacientes, avaliar seus comportamentos de autocuidado e determinar se suas situações de vida facilitavam ou impediam o autocuidado na ICC	• Análise de conteúdo dos dados coletados utilizando um guia de entrevista estruturada • Grande sistema de cuidados de saúde no sul da Califórnia • 26 pacientes com ICC • 17 homens, 9 mulheres • Idade média = 74,4+ 10,05 anos	Três temas emergiram: 1. Enfrentando os desafios de viver com insuficiência cardíaca: • Limitações físicas • Dificuldade em seguir o tratamento • Falta de conhecimento ou concepções errôneas • Sofrimento • Múltiplas comorbidades • Lutas pessoais 2. Realização do autocuidado: • Reconhecimento dos sintomas • Seguir o regime de tratamento 3. Encontrando formas de adaptar-se: • Adaptações práticas • Aprendendo sobre a insuficiência cardíaca • Mantendo o controle: • Dependendo de outros • Ignorando, retirando-se, aceitando	Alcançou a maioria das características de confiabilidade

Figura 5.5 *(Continuação)*

SINTETIZAR A MELHOR EVIDÊNCIA

Finalizada a avaliação crítica das evidências e pesadas a validade interna e a força da evidência, a equipe de PBE redigirá, a seguir, uma síntese utilizando o resumo das evidências das revisões sistemáticas e dos *guidelines* de prática clínica e as tabelas de evidências das pesquisas. A Figura 5.6 mostra o exemplo da utilização de uma folha de trabalho de síntese (Fig. 4.10) para preparar o conteúdo para a síntese narrativa. O foco da síntese está nas evidências, não em seus produtores. Primeiro, a equipe escreve frases claras sobre os achados que são respaldados pelas evidências, citando-as. Essas frases são o estado da ciência da base de conhecimento revisada. A síntese deve abordar se as evidências são homogêneas (consistentes) ou heterogêneas (inconsistentes). Se forem heterogêneas, a síntese deve conter explicações plausíveis para as inconsistências. Para tal, a equipe deve incluir a avaliação crítica da força das evidências, o que é feito por meio da análise das ameaças à validade interna dos estudos. Com base nessa avaliação crítica, a síntese também comenta sobre a força do conjunto de evidências. Finalmente, a síntese deve identificar lacunas no conhecimento sobre o tópico e fazer recomendações específicas para que pesquisas futuras as preencham.

Tendo redigido a síntese das evidências, a equipe de PBE julga se as evidências respaldam ou não a mudança da prática. Caso sejam avaliadas como muito fracas, a equipe decidirá que elas não respaldam uma mudança de prática. Nesse caso, encerrará seu trabalho nesse projeto. Caso as evidências sejam avaliadas como suficientemente fortes para respaldar uma mudança da prática, a equipe então considera a viabilidade, os benefícios e os riscos da mudança proposta.

Caso 5.4 Síntese para o Projeto Fictício de PBE na ICC

Evidências de *guidelines* de prática clínica,[1,2] duas revisões sistemáticas[3-5] e ensaios clínicos randomizados, todos com validade interna,[6-8] dão forte apoio à efetividade da orientação do paciente, feita pelo acompanhamento de longo prazo, na redução das hospitalizações e dos custos, bem como na postergação da morte. Programas multidisciplinares de gerenciamento da doença, incluindo enfermeiros especialmente treinados em ICC envolvidos na orientação e no acompanhamento, foram mais efetivos no alcance dos resultados desejados do que

	Folha de trabalho de síntese
A.	Escreva frases claras, concisas, sobre os achados respaldados pelas evidências e identifique as evidências que os respaldam.
1.	Dois *guidelines* de prática clínica,[1,2] uma revisão sistemática[3] e três ensaios clínicos randomizados[6-8] dão forte apoio à efetividade da orientação do paciente e ao acompanhamento de longo prazo na redução das internações e dos custos, bem como na postergação da morte.
2.	Programas multidisciplinares de gerenciamento da doença, incluindo enfermeiros especialmente treinados em ICC envolvidos na orientação e no acompanhamento, foram mais efetivos no alcance dos resultados desejados do que o cuidado usual ou a orientação por um especialista em ICC apenas na ocasião da alta.[3,7]
3.	A orientação por um especialista em ICC apenas na ocasião da alta foi mais efetiva do que o cuidado usual.[7]
4.	Um forte ensaio clínico randomizado,[8] com gerenciamento de longo prazo dirigido por enfermeiros de prática avançada, foi mais efetivo do que o cuidado usual.
5.	O monitoramento telefônico pode ser um adjunto útil no gerenciamento multidisciplinar da doença.[4,5]
6.	Dois estudos qualitativos[10,11] apoiam a avaliação da motivação do paciente e dos facilitadores, bem como das barreiras ao autocuidado antes de iniciar o plano de orientação individualizada.
B.	Escreva frases dizendo se o corpo de evidências é homogêneo (consistente) ou heterogêneo (inconsistente).
1.	As evidências da efetividade da orientação do paciente e do acompanhamento de longo prazo na redução das internações e dos custos, além da postergação da morte, foram homogêneas.
2.	De acordo com duas revisões sistemáticas de ensaios clínicos randomizados,[4,5] as evidências da efetividade do monitoramento telefônico como um adjunto ao gerenciamento multidisciplinar da doença são predominantemente (mas não totalmente) homogêneas.
3.	

Figura 5.6 Exemplo de uma folha de trabalho de síntese preenchida.

	Folha de trabalho de síntese
C.	Se o corpo de evidências for heterogêneo (inconsistente), escreva frases explícitas com possíveis explicações para as inconsistências. (Dica: Em geral, elas são relacionadas à qualidade do desenho de pesquisa para o controle das ameaças à validade interna; a um tamanho de amostra muito pequeno para ter poder suficiente de detectar os efeitos ou a diferença de uma intervenção; ou a características de amostra não comparáveis. Normalmente, você teria mais confiança em estudos delineados para controlar as ameaças à validade interna com tamanhos de amostras adequados do que em outros estudos.)
1.	De acordo com uma revisão sistemática,[4] três estudos que não conseguiram demonstrar a efetividade do monitoramento telefônico em pacientes de ICC moradores de comunidades tinham amostras não representativas: dois recrutaram pacientes de baixo risco e um recrutou pacientes hispânicos de altíssimo risco.
2.	
3.	
D.	Escreva frases claras, explícitas sobre as lacunas que ainda ficaram na base de conhecimento.
1.	Pesquisas adicionais são necessárias antes da recomendação do monitoramento telefônico como um adjunto ao gerenciamento multidisciplinar da doença.[4]
2.	Pesquisas adicionais são necessárias para validar a efetividade do cuidado de longo prazo dirigido por enfermeiros de prática avançada, comparada à do cuidado usual, sobretudo em pacientes de áreas rurais que recebem cuidado nas próprias comunidades.
3.	
E.	Com base em sua avaliação crítica das evidências, escreva conclusões sobre a adequação das evidências no respaldo à mudança da prática.
1.	Há evidências suficientes para respaldar uma mudança da prática do programa multidisciplinar de gerenciamento da doença existente quando se adiciona o componente de enfermeiros especialmente treinados em avaliação e orientação de ICC que seriam responsáveis pelo acompanhamento de longo prazo, por telefone, dos pacientes com ICC.
2.	
3.	

Figura 5.6 (*Continuação*)

o cuidado usual ou a orientação por um especialista em ICC apenas na ocasião da alta.[3,7] A orientação por um especialista em ICC apenas na ocasião da alta foi mais efetiva do que o cuidado usual.[7] Há evidências de um forte ensaio clínico randomizado[8] mostrando que o gerenciamento de longo prazo dirigido por enfermeiros de prática avançada foi mais efetivo do que o cuidado usual. Entretanto, evidências adicionais são necessárias para corroborar os achados desse ensaio clínico randomizado, sobretudo com amostras de pacientes de áreas rurais que recebam cuidados em suas próprias comunidades. O monitoramento telefônico pode ser um adjunto útil no gerenciamento multidisciplinar da doença, mas estudos adicionais são necessários antes de recomendar seu uso.[4,5] De acordo com uma revisão sistemática,[4] três estudos que não conseguiram demonstrar a efetividade do monitoramento telefônico em pacientes de ICC moradores de comunidades tinham amostras não representativas: dois recrutaram pacientes de baixo risco e um recrutou pacientes hispânicos de altíssimo risco. Finalmente, os achados de dois estudos qualitativos analisados (Fig. 5.5) apoiam a avaliação da motivação dos pacientes e dos facilitadores, bem como das barreiras ao autocuidado, antes de iniciar o plano de orientação individualizada. A equipe de prática baseada em evidências concluiu que existem evidências suficientes para respaldar uma mudança da prática do programa multidisciplinar de gerenciamento da doença existente adicionando o componente de enfermeiros com treinamento especializado em avaliação e orientação de ICC, que seriam responsáveis pelo acompanhamento de longo prazo, por telefone, de portadores desta doença, incluindo a avaliação da motivação do paciente e dos facilitadores, além das barreiras para o autocuidado da ICC, antes de iniciar um plano de orientação individualizada.

AVALIAR A VIABILIDADE, OS BENEFÍCIOS E OS RISCOS DA NOVA PRÁTICA

Tendo sintetizado as melhores evidências e concluído que elas apoiam uma mudança da prática, a equipe de PBE descreve o conteúdo, com base em evidências, da nova prática proposta, incluindo quaisquer características de estrutura e o processo. A descrição da nova prática deve refletir a prática que foi investigada nos documentos de evidência. Fundamentada nessa descrição, a equipe pode considerar a viabilidade da nova prática em seu local de trabalho. Há evidências[9] de que uma nova prática tem mais probabilidade de ser aceita se "combinar" com a organização. Os membros da equipe que entendem a organização na qual trabalham têm capacidade para julgar tal combinação.

Simultaneamente ao julgamento da viabilidade na nova prática, a equipe de PBE deve considerar os benefícios e riscos de sua implementação. Os benefícios irão contrabalançar os riscos para o paciente? Se há quaisquer riscos na implementação da nova prática, são eles pequenos o suficiente para serem aceitáveis? Existem quaisquer desafios organizacionais, de tempo ou de custos para a implementação da nova prática? Há evidências[9] de que esta tenha maior probabilidade de ser adotada se oferecer ao paciente benefícios óbvios, que sejam melhores do que aqueles fornecidos pela prática atual. Se os benefícios forem marginais e os custos antecipados altos, é provável que a equipe de PBE decida que a nova prática não valha o investimento de tempo e dinheiro necessário para sua implementação. Quando uma equipe decide que a nova prática é apoiada pelas evidências e viável, com benefícios potenciais e custos justos, seus membros devem obter um *feedback* do paciente ou de seu familiar sobre a mudança da prática proposta antes de avançar para a Etapa 4 do modelo de PBE.

Caso 5.5 Resumo de um Conteúdo de Orientação Baseada em Evidências para Pacientes com ICC

Orientar os pacientes e familiares sobre os seguintes itens e reforçar a orientação a longo prazo:
- Monitoramento do peso
  - Pesar-se após levantar e ir ao banheiro e antes de vestir-se e comer
  - Se houver um ganho de peso inesperado (mais de 2 kg em 3 dias), telefonar para seu provedor de saúde ou seguir as diretrizes fornecidas para ajustar a dose do diurético
- Medidas alimentares
  - Sódio
    - Evitar o consumo de mais de 6 g/dia de sal
    - Evitar substitutos de "pouco sal"
  - Fluidos
    - Individualizar a restrição de fluidos
    - Restringir para 1,5 a 2 L/dia na insuficiência cardíaca avançada

- Álcool
    - Limitar para consumo moderado de álcool (uma cerveja, uma ou duas taças de vinho/dia)
    - Deixar de consumir álcool, se portador de cardiomiopatia alcoólica
- Obesidade
    - Perder peso, se obeso
- Tabagismo
    - Parar de fumar
    - Procurar auxílios para parar de fumar, incluindo terapias de reposição de nicotina
- Exercício
    - Praticar exercícios regulares, de baixa intensidade, com aprovação do profissional da saúde

Caso 5.6 Decisão sobre a Viabilidade, os Benefícios e os Riscos da Nova Prática para o Projeto Fictício de ICC

A equipe de PBE considerou a viabilidade, os benefícios e os riscos de adicionar ao programa multidisciplinar de gerenciamento da doença existente o componente de enfermeiros que seriam especialmente treinados em avaliação e orientação de ICC, que seriam os responsáveis pelo acompanhamento de longo prazo, por telefone, dos pacientes com ICC. Os membros da equipe sabiam que havia enfermeiros no hospital interessados em trabalhar com pacientes portadores de ICC e que provavelmente gostariam de obter educação especializada sobre a avaliação e o ensino do autocuidado da ICC ao paciente. Por meio do monitoramento regular por telefone, os enfermeiros especialmente treinados em ICC poderiam reforçar o conhecimento dos pacientes sobre o autocuidado, reduzindo de forma potencial as exacerbações dos sintomas e as internações por ICC. A equipe julgou que o número reduzido de internações compensaria os custos por ter dois enfermeiros especializados em ICC em tempo integral. Os únicos pacientes que não iriam se beneficiar da nova prática seriam aqueles de áreas rurais e os mais pobres que não tivessem telefone. Apesar de essa não ser uma intervenção que tivesse sido avaliada em qualquer das evidências, a equipe decidiu adicionar um questionário por correspondência para pacientes sem telefone, para que estes pudessem responder a perguntas simples sobre seu estado de saúde. Com esse complemento, a equipe decidiu que a nova prática era viável, com benefícios potenciais e custos justos, tendo avançado para a Etapa 4.

REFERÊNCIAS

1. Scottish Intercollegiate Guidelines Network (SIGN). Management of chronic heart failure: A national clinical guideline. February 2007; disponível no National Guidelines Clearinghouse, http://www.guideline.gov/. Acessado em 19 de julho de 2007.

2. Swedberg K, Cleland J, Dargie H, et al. Guidelines for the diagnosis and treatment of chronic heart failure. 2005; available through the National Guidelines Clearinghouse, http://www.guideline.gov/. Acessado em 19 de julho de 2007.

3. McAlister FA, Stewart S, Ferrua S, McMurray JJ. Multidisciplinary strategies for the management of heart failure patients at high risk for admission: A systematic review of randomized trials. *J Am Coll Cardiol.* Aug 18 2004;44(4):810–819.

4. Chaudhry SI, Phillips CO, Stewart SS, et al. Telemonitoring for patients with chronic heart failure: A systematic review. *J Card Fail.* Feb 2007;13(1):56–62.

5. Clark RA, Inglis SC, McAlister FA, et al. Telemonitoring or structured telephone support programmes for patients with chronic heart failure: Systematic review and meta-analysis. *BMJ.* May 5 2007;334(7600):942.

6. Kimmelstiel C, Levine D, Perry K, et al. Randomized, controlled evaluation of short- and long-term benefits of heart failure disease management within a diverse provider network: The SPAN-CHF trial. *Circulation.* Sep 14 2004; 110(11):1450–1455.

7. Koelling TM, Johnson ML, Cody RJ, Aaronson KD. Discharge education improves clinical outcomes in patients with chronic heart failure. *Circulation.* Jan 18 2005;111(2):179–185.

8. Naylor MD, Brooten DA, Campbell RL, et al. Transitional care of older adults hospitalized with heart failure: A randomized, controlled trial. *J Am Geriatr Soc.* 2004;52(5):675–684.

9. Greenhalgh T, Robert G, Macfarlane F, et al. Diffusion of innovations in service organizations: Systematic review and recommendations. *Milbank Q.* 2004;82(4):581–629.

10. Schnell KN, Naimark BJ, McClement SE. Influential factors for self-care in ambulatory care heart failure patients: A qualitative perspective. *Can J Cardiovasc Nurs.* 2006;16(1):13–19.

11. Riegel B, Carlson B. Facilitators and barriers to heart failure self-care. *Patient Educ Couns.* Apr 2002;46(4):287–295.

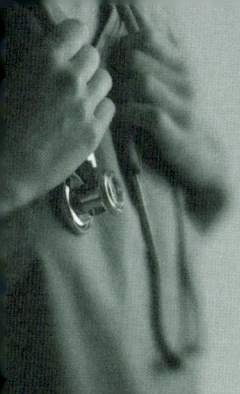

Capítulo 6
ETAPA 4: PROJETAR A MUDANÇA DA PRÁTICA

- ■ **DEFINIR A MUDANÇA PROPOSTA**
  - Identificar as variáveis do processo
  - Atributos-chave da nova prática

- ■ **IDENTIFICAR OS RECURSOS NECESSÁRIOS**
  - Identificar as variáveis de estrutura

- ■ **PROJETAR A AVALIAÇÃO DO PILOTO**
  - Identificar as variáveis de resultado
  - Desenvolver o plano de avaliação

- ■ **PROJETAR O PLANO DE IMPLEMENTAÇÃO**
  - Projetar o estudo-piloto
    - Selecionar os locais para o piloto
    - Fortalecer a adoção da nova prática pelos *stakeholders*
    - Decidir o intervalo de tempo para o piloto
    - Projetar o plano para monitorar a fidelidade do piloto
    - Projetar o plano de *marketing*
    - Delegar responsabilidades e planejar cronogramas
  - Obter aprovação para o piloto
  - Preparar os locais para o piloto

Nesta etapa, a equipe de PBE define a mudança da prática proposta e identifica os recursos necessários para que os enfermeiros desempenhem a nova prática. Então, a equipe projeta os planos de avaliação e de implementação.

DEFINIR A MUDANÇA PROPOSTA

Identificar as Variáveis do Processo

A equipe de PBE deve desenvolver um documento que descreva os detalhes da nova prática. Esse pode ser em formato de política de procedimentos, mapa de cuidados ou *guideline*, qualquer um que seja da preferência do líder de enfermagem. O conteúdo descreve a quais pacientes a prática se destina, bem como o processo do cuidado, a duração apropriada do cuidado e a documentação esperada. A descrição da nova prática deve incluir apenas os processos que foram avaliados com as evidências. Além disso, os pacientes relevantes devem ser similares aos das evidências.

Atributos-chave da Nova Prática

As evidências sinalizam que uma inovação, assim como uma nova prática, tem mais probabilidade de ser adotada se possuir estes cinco *atributos-chave*, que as pesquisas indicam serem cruciais para o sucesso da implementação de uma nova prática:
- Vantagem relativa
- Benefícios observáveis
- Simplicidade
- "Apoio aumentado" pela tecnologia
- Inovação e sistema que combinem

As novas práticas que são vistas como tendo uma vantagem relativa evidente em relação a abordagens alternativas, em termos de benefícios observáveis (efetividade ou efetividade de custos),[1-5] e para as quais os riscos são percebidos como mínimos em relação aos benefícios, são implementadas com maior rapidez.[3,6] Os membros da organização têm maior probabilidade de implementar as novas práticas quando percebem que elas têm simplicidade (complexidade mínima), isto é, podem ser vistas como tendo componentes menores, mais trabalháveis, ou podem ser implementadas em etapas.[2-4,6-8] Quando a nova prática envolve nova tecnologia, a disponibilização de maior suporte para o uso de tal tecnologia demonstrou melhorar sua adoção.[5,9] Por exemplo, implementar a utilização da ultrassonografia de bexiga para reduzir as infecções nosocomiais de trato urinário associadas com a cateterização requer demonstração e instrução sobre o uso do ultrassom de bexiga.[10] Finalmente, projetar uma nova prática (inovação) de forma que ela combine com a organização (inovação/sistema combinam) é crucial para o sucesso da implementação.[3,4,7,11] Os membros da equipe de PBE devem considerar essa evidência sobre os atributos-chave ao definirem a nova prática.

IDENTIFICAR OS RECURSOS NECESSÁRIOS

Identificar as Variáveis de Estrutura

Enquanto definem a nova prática, os membros da equipe de PBE devem considerar quais recursos serão necessários para que os enfermeiros possam realizá-la. Primeiro, eles precisam determinar a categoria de enfermagem que deverá realizar o cuidado. A categoria poderá ser enfermeiro, técnico ou auxiliar de enfermagem ou enfermeiro de prática avançada, como o enfermeiro especialista clínico, o especializado em feridas e estomaterapia ou em terapia intravenosa.

Em segundo lugar, a natureza da nova prática poderá exigir que a equipe desenvolva ou obtenha materiais especiais. Estes poderão incluir materiais de orientação para o paciente e familiares ou boletins informativos. Diversos desses estão disponíveis *on-line* ou impressos. *Sites* com recursos educativos para o paciente incluem:
- Medline Plus – Interactive Health Tutorials: http://www.nlm.nih.gov/medlineplus/tutorial.html
- American Diabetes Association: http://www.diabetes.org/home.jsp
- American Cancer Society: http://www.cancer.org/docroot/home/index.asp
- American Lung Association: http://www.lungusa.org/site/pp.asp?c=dvLUK9O0E&b=22542
- American Heart Association: http://www.americanheart.org/presenter.jhtml?identifier=1200000

- American College of Rheumatology: http://www.rheumatology.org/public/factsheets/index.asp
- Ohio State University Medical Center: Patient Education Materials: http://medicalcenter.osu.edu/patientcare/patient_education/
- Journal of the American Medical Association – JAMA Patient Page: http://jama.ama-assn.org/cgi/collection/patient_page
- Ohio State University – Patient Education Resources for Clinicians: http://www.ohsu.edu/library/patiented/links.shtml
- University of California, San Francisco – Patient Education: http://www.ucsfhealth.org/adult/edu/

Para localizar o material de orientação ao paciente existente, o membro da equipe pode fazer uma busca na internet, utilizando como palavras-chave "orientação do paciente" e o nome da condição, como "diabete", "câncer" ou "insuficiência cardíaca crônica". Entretanto, é possível que a equipe não encontre um recurso educativo existente que seja relevante para a nova prática e precise desenvolver um.

Em terceiro lugar, algumas novas práticas exigem o uso de equipamentos. Por exemplo, utilizar a ultrassonografia de bexiga para reduzir a incidência de infecções de trato urinário requer a disponibilidade de um ultrassom, o que significa um grande gasto em equipamento.[10] Como outro exemplo, as trocas de curativos pós-operatórios requerem a utilização de luvas estéreis, um custo relativamente menor se comparado aos custos associados a uma infecção pós-operatória.[12]

Em quarto, a equipe deve considerar a necessidade de desenvolver maneiras inovadoras de apoiar o uso da nova prática pelos enfermeiros. A experiência mostra que fornecer instruções sobre a utilização dos impressos já existentes é mais aceito pelos enfermeiros assistenciais do que introduzir um novo impresso, sobretudo se este exigir a duplicação de alguns dados. Entretanto, há situações em que os impressos existentes são inadequados para documentar o desempenho da nova prática.

Caso 6.1 Visitas de Crianças à Unidade Cardiotorácica/Coronária

A equipe de PBE em cuidados críticos dos hospitais da West Virginia University conduziu um projeto para aumentar a presença da família de pessoas em estados críticos, com foco na liberação de crianças menores de 14 anos para visitar o pai/a mãe ou avô/avó hospitalizados.[13] Com base nas evidências criticamente avaliadas pelos membros, a equipe desenvolveu uma política de visitas infantis revisada, que permitia às crianças com idade superior a 12 meses visitarem pais, avós ou bisavós durante 5 a 15 minutos. As atividades de implementação foram:

- Fornecer orientação formal para os enfermeiros e os demais membros da equipe.
- Desenvolver uma folha de informações para os pais sobre a política de visitas de crianças.
- Preparar um material para avaliação do estado de saúde, a fim de verificar se a visita é apropriada, para segurança tanto da criança quanto do familiar em estado crítico.
- Criar um livro de colorir da unidade de terapia intensiva (UTI), para ajudar a dessensibilizar as crianças em relação às coisas comumente encontradas em uma UTI.
- Comprar cadeirinhas de balanço infantis, para serem utilizadas durante a visita.
- Comprar adesivos para dar às crianças após o término da visita.
- Preparar uma carta-resposta, já selada, para que os pais utilizem após a visita, para comentar sobre a experiência vivenciada pela família.

PROJETAR A AVALIAÇÃO DO PILOTO

O objetivo final de uma mudança de PBE é melhorar os resultados dos pacientes. A equipe de PBE poderá incluir como objetivos do projeto o alcance de outros resultados relacionados às famílias de pacientes, à equipe, aos demais profissionais, aos líderes da organização e aos custos. Para julgar o alcance dos resultados desejados de um projeto de PBE, a equipe precisa identificar as variáveis-alvo e desenvolver um plano de avaliação.

Identificar as Variáveis de Resultado

As evidências que foram sintetizadas durante a Etapa 3 focalizaram resultados específicos do cuidado, os que eram desejados ou os indesejados que deveriam ser evitados. Os resultados desejados são consequências positivas do cuidado. A equipe anteciparia as melhorias desses resultados, a partir dos dados mensurados inicialmente, para voltar a medi-los após o piloto. Exemplos de resultados desejados incluem função cardíaca adequada, orientação cognitiva, controle da dor, tolerância à atividade, cicatrização da ferida e satisfação do paciente. No caso fictício do projeto de PBE em insuficiência cardíaca crônica (ICC), dois resultados desejados eram *melhorar o autocuidado* e *reduzir os custos associados a readmissões evitáveis relacionadas à ICC*.

Os resultados não desejados são consequências adversas do cuidado. A equipe anteciparia a redução desses resultados para mensuração após o piloto e comparação com os dados obtidos nas medidas iniciais. Exemplos de resultados indesejados incluem infecções nosocomiais, evasão, quedas, hemorragia, aspiração e amputação do membro errado. No caso fictício do projeto de PBE na ICC, a equipe antecipou que a nova prática iria reduzir a taxa de readmissões relacionadas à doença, um resultado indesejado. Os membros da equipe identificarão as variáveis de resultados para o seu projeto de evidências sintetizadas na Etapa 3.

Desenvolver o Plano de Avaliação

Identificadas as variáveis do processo e dos resultados, a equipe desenvolve o plano de avaliação. Se essas variáveis permanecerem as mesmas que foram utilizadas para coletar dados internos durante a Etapa 1, o plano de avaliação consistirá na utilização do mesmo instrumento de coleta de dados, organizado para coletar os dados pós-piloto e compará-los com os dados iniciais. Entretanto, se mudaram, a equipe de PBE precisará elaborar um novo instrumento de coleta de dados que inclua indicadores com pontuação ou medidas daquelas variáveis, coleta de dados iniciais antes de começar o piloto, planejamento da coleta de dados pós-piloto e comparação de ambos depois.

Como mencionado na Etapa 1, a equipe também deve decidir sobre o tamanho da amostra. A Joint Commission on Accreditation of Healthcare Organizations (a Joint Commission)[14, p.HM-8] requer os seguintes tamanhos de amostra para a coleta de dados sobre a estrutura ou os elementos do processo de um padrão de cuidado. Estas categorias de amostras poderão ser utilizadas na decisão do tamanho amostral para a avaliação do projeto de PBE:

- "para uma população de
  - menos de 30 casos, apresentar amostra de 100% dos casos disponíveis;
  - 30 a 100 casos, apresentar amostras de 30 casos;
  - 101 a 500 casos, apresentar amostras de 50 casos;
  - mais de 500 casos, apresentar amostras de 70 casos".

Para maior confiança de que o tamanho será adequado, a equipe deve considerar a utilização de um programa de cálculo amostral. Existem vários *sites* que permitem o acesso a programas de estatística. Um *site* que inclui calculadores de amostra é http://statpages.org/.

Existem livros de introdução a estatística, caso os membros da equipe de PBE desejem iniciar o conhecimento dessa área, incluindo cálculo de tamanho de amostra.[15,16] Algumas organizações de cuidados de saúde poderão ter um departamento que realize esse cálculo. Se o plano for conduzir o componente da avaliação como um projeto de pesquisa, a equipe deve consultar alguém que tenha conhecimento em estatística para saber sobre o tamanho apropriado da amostra. Se não houver alguém na organização que possa fazer uma boa análise, a equipe de PBE deve explorar a possibilidade de encontrar um estatístico para consultoria. Uma abordagem é procurar no *site* do departamento de estatística ou de matemática de uma universidade local ou regional. Uma vez que a equipe saiba o tamanho da amostra, precisará estimar, com base no volume, a quantidade de tempo necessária para obter aquele número. Essa estimativa indicará o tempo requerido para concluir a parte de coleta de dados da avaliação.

Caso 6.2 Definindo as Variáveis de Processo, Estrutura e Resultado para Mudança da Prática Fictícia na ICC

No Caso 5.4, a equipe de PBE para o projeto fictício de ICC concluiu que havia evidências suficientes para apoiar a mudança da prática, com a adição ao programa de gerenciamento multidisciplinar da doença existente do componente de enfermeiros que se especializariam na avaliação e orientação da ICC e que seriam responsáveis pelo acompanhamento de longo prazo, por telefone, dos pacientes acometidos pela doença, incluindo a avaliação dos facilitadores e das barreiras para o autocuidado, antes de iniciar o plano de orientação individualizada. No Caso 5.5, a equipe relacionou o conteúdo baseado em evidências para orientação dos pacientes de ICC, e, no Caso 5.6, resumiu a viabilidade e os benefícios do acréscimo de dois enfermeiros especialmente treinados em ICC, do monitoramento por telefone e da orientação no acompanhamento ao programa de manejo da ICC existente. Devido à meticulosidade daquele trabalho na Etapa 3, a equipe identificou na Etapa 4 as variáveis do processo como:

- Encaminhamento dos pacientes de ICC, pelo enfermeiro assistencial, para avaliação dos enfermeiros especializados em ICC no período de 24 horas após a admissão
- Avaliação, feita pelo enfermeiro especialmente treinado em ICC, das motivações, dos facilitadores e das barreiras do paciente ao autocuidado
- Avaliação do estado de saúde e do conhecimento sobre o autocuidado na ICC, pelos enfermeiros especializados em ICC
- Orientação individualizada sobre o autocuidado na ICC fornecida pelos enfermeiros especializados em ICC
- Acompanhamento quinzenal, por telefone, do estado de saúde e do conhecimento sobre o autocuidado, pelo enfermeiro especializado em ICC

Com base nas evidências resumidas nos Casos 5.2 a 5.5, a equipe identificou as seguintes variáveis de estrutura:

- Preparação educativa extensa de dois enfermeiros selecionados para serem os especialmente treinados em ICC
- Escritório com telefones e computadores para os dois enfermeiros especializados em ICC
- Permissão para utilizar o Self-Care of Heart Failure Index (SCHFI)[17]
- Recursos educativos para o paciente

A equipe identificou vários recursos educativos para o paciente que os enfermeiros especializados poderiam escolher ao individualizar a orientação, incluindo os recursos para pacientes com ICC destes *sites*:
- Medline Plus – Interactive Health Tutorials: http://www.nlm.nih.gov/medlineplus/tutorial.html
- American Heart Association: http://www.americanheart.org/presenter.jhtml?identifier=1200000
- Heart Point: http://www.heartpoint.com/
- Heart Failure Online: http://www.heartfailure.org/
- Mayo Clinic – Heart Failure: http://www.mayoclinic.com/health/heart-failure/DS00061/UPDATEAPP=0

Com base nas evidências resumidas nos Casos 5.2 a 5.5, a equipe identificou as seguintes variáveis de resultado:
- Aumento do escore médio dos pacientes de ICC em 10% no *Self-Care of Heart Failure Index*,[17] seis meses após a internação por ICC
- Redução da taxa de readmissão por ICC em 10%, seis meses após a internação por ICC

A equipe incorporou as variáveis de processo, estrutura e resultado na descrição da nova prática na forma de uma política.

PROJETAR O PLANO DE IMPLEMENTAÇÃO

Ao desenhar o plano de implementação, a equipe de PBE irá projetar o estudo-piloto e obter as aprovações necessárias para preparar os locais de sua realização. Projetar o estudo-piloto consiste em selecionar os locais de realização e decidir o intervalo de tempo para o piloto, planejar cronogramas e o plano de *marketing*, projetar o plano de monitoramento da fidelidade e delegar responsabilidades para a condução do piloto.

Projetar o Estudo-piloto

Selecionar os locais para o piloto

Algumas novas práticas serão relevantes para mais de uma unidade de enfermagem, como a médico-cirúrgica e a unidade de terapia intensiva de adultos, enquanto outras serão relevantes apenas para uma unidade, como a unidade de terapia intensiva neonatal. Independentemente disso, a equipe de PBE deve considerar a implementação inicial da nova prática como uma fase-piloto e comunicar tal perspectiva aos *stakeholders* dessa prática. Quando a nova prática for relevante para mais de uma unidade, a equipe de PBE precisa decidir se fará o piloto em apenas uma delas ou em todas as unidades relevantes. Uma vantagem de realizar o piloto em apenas uma das unidades relevantes é a simplicidade, pois requer menos enfermeiros participando em sua condução. A representação é uma vantagem de implementar o piloto em todas as unidades relevantes, porque todos os *stakeholders* terão a oportunidade de dar suas opiniões e sugestões aos membros da equipe de PBE sobre a nova prática durante a fase-piloto.

Fortalecer a adoção da inovação pelos *stakeholders*

Pesquisas consideráveis identificaram diversas estratégias para fortalecer a adoção de inovações, como as novas práticas, pelos indivíduos. Essas estratégias incluem:
- Representação e participação
- Educação
- Utilização da rede social (líderes de opinião e defensores da mudança)
- *Feedback* do desempenho

Primeiro, quando a decisão de adotar uma nova prática é participativa e não autoritária[4,18,19] e quando as pessoas percebem que têm autonomia e oportunidades para adaptar ou refinar a inovação a fim de que ela combine com a organização,[4] a nova prática tem maior probabilidade de ter sucesso em sua implementação e sustentação. Para fortalecer a adoção da nova prática, a equipe de PBE deve planejar que a condução do piloto inclua pesquisas formais e informais, nas quais os *stakeholders* das unidades do piloto poderão dividir suas opiniões e sugestões sobre a nova prática com a equipe de PBE. Os membros da equipe precisam comunicar claramente aos *stakeholders* que suas contribuições durante o piloto serão utilizadas na avaliação da necessidade de adaptar a nova prática. Um mecanismo de contribuição formal pode ser um questionário simples, com questões específicas sobre a praticidade da nova prática, além de questões abertas pedindo a opinião dos *stakeholders*. Um mecanismo de contribuição informal pode ser o questionamento verbal diário dos *stakeholders* pelos membros da equipe de PBE durante o piloto.

Em segundo lugar, o sucesso da adoção da nova prática requer que os *stakeholders* tenham um entendimento claro dos detalhes da inovação e como ela pode afetá-los, além de exigir que recebam treinamento adequado para utilizá-la e apoio para encaixá-la em seus padrões de trabalho.[4,20] Para fortalecer a adoção da nova prática, a equipe de PBE deve planejar estratégias educativas para ensiná-la aos *stakeholders*. As estratégias educativas incluem aulas, materiais educativos e módulos de aprendizagem no computador. A equipe deve projetar oportunidades para que cada *stakeholder* aprenda detalhes da nova prática e conheça as expectativas de seu desempenho.

Em terceiro lugar, os *stakeholders* têm maior probabilidade de adotar a nova prática quando os proponentes da inovação incluem líderes de opinião locais e defensores da mudança cujas opiniões são consideradas importantes.[4,6,21–25] Tanto os líderes de opinião locais quanto os defensores da mudança são clínicos conhecidos, cuja experiência é valorizada pelos outros clínicos.[26,27] Um defensor da mudança tende a tomar um lugar ativo na liderança de todas as etapas para uma mudança de PBE e a ser um modelo no desempenho da nova prática.[28] Em algumas circunstâncias, um líder de opinião local também poderá funcionar como um defensor da mudança. Para fortalecer a adoção da nova prática, a equipe de PBE deve considerar a convocação de um líder de opinião em cada unidade do piloto a fim de promover positivamente a adoção da nova prática. Alguns membros da equipe de PBE atuarão como defensores da mudança durante o piloto. Eles também devem considerar a convocação de outros enfermeiros assistenciais como defensores da mudança, de maneira que, em cada plantão, exista um promotor da adoção da nova prática. A equipe deve fornecer aulas primeiro para todos os defensores da mudança, para que tenham experiência na nova prática antes de agirem como modelos.

Em quarto, fazer auditoria e obter *feedback* sobre o *desempenho* de uma nova prática tem levado ao sucesso de sua adoção.[5,29–32] Para fortalecer a adoção da nova prática, a equipe de PBE deve elaborar um mecanismo formal para coletar dados sobre o desempenho dessa prática durante o piloto. Uma abordagem simples seria utilizar membros designados da equipe de PBE para coletar dados sobre o desempenho, utilizando a seção de indicadores de processo do instrumento de coleta de dados do projeto. Durante os primeiros dias do piloto, tais dados devem ser coletados diariamente, a cada oportunidade de exercer a nova prática. Então, a equipe de PBE deve fornecer um *feedback* sobre o desempenho para o *stakeholder* responsável, sendo essa uma maneira positiva de minimizar sua resistência à nova prática. Se os dados de desempenho indicarem que ele realizou a nova prática conforme o esperado, o membro da equipe de PBE deve elogiá-lo. Se, pelo contrário, indicarem que não a realizou, o membro da equipe deve lembrá-lo das expectativas de desempenho, questionar as razões de não ter realizado a nova prática e investigar quaisquer problemas. Conforme o piloto progrida e os dados indiquem que a nova prática está sendo realizada de forma consistente, a equipe poderá escolher coletar os dados de uma amostra das oportunidades para realização da nova prática, em vez de fazê-lo em 100% de tais oportunidades.

Decidir o intervalo de tempo para o piloto

Ao projetar o piloto para a nova prática, a equipe precisa determinar o tempo durante o qual o piloto será desenvolvido, antes de conduzir a avaliação pós-implementação. Em geral, 6 a 8 semanas é o tempo adequado para que os membros da equipe se familiarizem com a nova prática. Entretanto, características organizacionais únicas podem influenciar a quantidade de tempo escolhida. Por exemplo, se o piloto for conduzido em uma unidade pequena, com poucos profissionais, a equipe poderá decidir conduzi-lo por apenas quatro semanas.

Projetar o plano para monitorar a fidelidade do piloto

A equipe de PBE não pode garantir que os *stakeholders* utilizem a nova prática de forma automática, assim que "comece a valer". Portanto, precisa projetar um plano para monitorar a fidelidade do piloto. Isso significa que, após todos os participantes da equipe de saúde terem recebido orientação sobre a nova prática e conhecido as expectativas em relação a seu desempenho, membros designados da equipe de PBE ou outras pessoas escolhidas, como os defensores da mudança, irão acompanhar diariamente cada plantão para determinar se a nova prática está sendo realizada. O plano de monitoramento de fidelidade utiliza auditoria e *feedback*, como já descrito, para fornecer *feedback* individualizado a cada membro da equipe de saúde que foi responsável pela realização da nova prática em uma ocasião específica. O membro da equipe de PBE que está fornecendo o *feedback* individualizado oferece reforço positivo aos membros da equipe de saúde que desempenharam corretamente a nova prática e encorajamento positivo ao uso da nova prática para aqueles que não a desempenharam como esperado. O plano de monitoramento de fidelidade também incorpora a oportunidade informal de os membros da equipe de cuidados participarem dos ajustes da nova prática, como antes discutido, pedindo opiniões sobre o quanto a nova prática está se ajustando ao trabalho de cada membro da equipe de saúde e sugestões sobre como "ajustá-la" de modo que se adapte melhor. Redigindo o plano de monitoramento de fidelidade, a equipe de PBE evita ter de confiar na memória.

Projetar o plano de *marketing*

Há excelentes evidências de que apenas orientar os profissionais da saúde sobre a nova prática, embora necessário, não é suficiente para promover sua adoção.[5] A equipe de PBE deve desenvolver uma plano de *marketing* para ampla disseminação de informações sobre o piloto que ocorrerá da nova prática. A equipe deve considerar todos os mecanismos práticos para disseminar informação que estiverem disponíveis na organização. O desenvolvimento desse plano inclui criatividade a partir do que teria apelo para os *stakeholders*, captaria seu interesse e seria difícil de ignorar. Essa é uma área na qual os membros das organizações provavelmente tenham bastante experiência, pois planos de *marketing* são utilizados para um grande número de mudanças vindouras. Exemplos de mecanismos de *marketing* incluem

- Consultar o diretor de *marketing* da organização sobre ideias e apoio financeiro, se indicado
- Oferecer um coquetel para lançamento da nova prática em cada unidade-piloto
- Expor pôsteres de anúncio em cavaletes, em locais proeminentes e em que não haja obstrução do fluxo de pessoas
- Apresentar anúncios nas reuniões mensais da equipe de saúde

- Mandar anúncios por correio de voz sobre o início da nova prática para os membros da equipe de saúde das unidades-piloto
- Enviar anúncios por *e-mail* para os membros da equipe de saúde nas unidades-piloto
- Incluir um anúncio no informativo mensal da unidade
- Pedir para os membros da equipe de PBE usarem bótons com os dizeres "Pergunte-me sobre... *nome da nova prática*" em letras grandes e distribuí-los para os membros da equipe assistencial que terminarem a aula
- Colocar um panfleto de anúncio na caixa de correio de cada enfermeiro
- Anexar um panfleto de anúncio ao holerite de cada enfermeiro
- Colocar um panfleto de anúncio na porta dos banheiros voltado para o toalete (um antigo recurso ainda preferido)
- Expor pôsteres com uma régua vertical indicando percentual progressivo de adesão à nova prática, com base nos dados correntes da auditoria
- Oferecer à equipe porta-crachás impressos com o nome da nova prática ou com um *slogan* relevante, atraente

A seleção dos mecanismos de *marketing* irá depender dos recursos da organização e as percepções dos membros da equipe de PBE sobre qual mecanismo será efetivo. Algumas das sugestões listadas requerem alta tecnologia, enquanto outras não. Algumas representam gastos, outras não.

Uma vez que o piloto esteja acontecendo, a equipe de PBE deve utilizar alguns dos mesmos mecanismos de *marketing* para relembrar periodicamente a utilização da nova prática. Evidências consistentes indicam que a utilização de um mecanismo para relembrar aumenta a adoção da nova prática.[5] Os membros da equipe devem utilizar seu julgamento sobre quais mecanismos de *marketing* são mais efetivos com seus *stakeholders* e com que frequência é preciso relembrar. O objetivo é relembrar, não atormentar. Redigindo o plano de *marketing*, a equipe de PBE evita ter de confiar na memória.

Delegar responsabilidades e planejar cronogramas

Enquanto estão projetando a mudança da prática e vários componentes para a implementação do piloto, os membros da equipe

de PBE começarão a decidir de forma simultânea quem será responsável pelas diversas tarefas e a planejar o cronograma para as atividades da Etapa 4 e do piloto. Há uma sequência óbvia para finalizar as atividades da Etapa 4:
- Definir a mudança proposta
- Identificar os recursos necessários
- Projetar o estudo-piloto
  – Preparar os documentos da nova prática
  – Elaborar os materiais para monitorar a fidelidade da intervenção
  – Preparar os materiais de *marketing*
  – Elaborar a aula e os materiais educativos sobre a nova prática
  – Preparar os defensores da mudança para exercerem seu papel
  – Elaborar os instrumentos de avaliação pré-piloto e pós-piloto
  – Coletar os dados pré-piloto e planejar a coleta de dados pós-piloto

Como regra, os membros da equipe de PBE irão se voluntariar para as atividades nas quais tiverem mais interesse, conhecimento e experiência. Toda a equipe participará da definição da mudança proposta e da identificação dos recursos necessários. Entretanto, poderá ser mais eficiente que subgrupos trabalhem simultaneamente nos componentes da elaboração do estudo-piloto, com alguns preparando as aulas e os recursos educativos, outros elaborando o plano de *marketing* e assim por diante. Essa é uma boa ocasião para adicionar à equipe um enfermeiro-educador, do departamento de educação continuada, para ajudar a desenvolver as aulas e os recursos a serem utilizados durante o piloto e depois. Uma vez que o esboço dos vários componentes esteja finalizado, toda a equipe deve reunir-se para discutir e aprovar ou revisar esses componentes.

A equipe de PBE também precisa desenvolver cronogramas para as atividades envolvidas na condução do piloto. As atividades a seguir devem ter seu cronograma estabelecido:
- Início do plano de *marketing*
- A data de início na qual se espera que a equipe comece a utilizar a nova prática
- Auditoria e *feedback* e pesquisas de opinião informais com a equipe no plano de monitoramento de fidelidade
- Pesquisas formais de opinião da equipe

- Discussão do progresso do piloto, incluindo os resultados correntes da auditoria pela equipe de PBE
- Coleta de dados no pós-piloto
- Análise dos dados do pós-piloto e das pesquisas de opinião formais e informais da equipe
- Recomendações sobre a adaptação, adoção ou rejeição da nova prática

A equipe deve esforçar-se em ser realista ao fazer os diversos cronogramas, considerando a quantidade de tempo necessária para realizar o trabalho de grupo na organização. A determinação do cronograma de uma atividade depende da finalização de outra atividade. Por exemplo, a data de início da nova prática depende do plano de *marketing* ter sido totalmente implementado. Da mesma forma, a coleta dos dados pós-piloto depende da finalização da fase-piloto para utilização da nova prática. A auditoria e o *feedback* e as pesquisas de opinião informais da equipe de saúde devem começar um dia depois da implementação da nova prática, sendo contínuas durante o piloto e finalizadas antes que a coleta de dados do pós-piloto comece.

Obter Aprovação para o Piloto

Tendo completado a elaboração da nova prática e o plano de implementação do piloto, a equipe precisa obter as aprovações necessárias para a realização do piloto. Essas aprovações tendem a ser as do gerente e administrador da unidade, do comitê de padrões e prática e do comitê de impressos,* caso um novo impresso esteja sendo proposto. A necessidade de obtenção de tais aprovações é altamente dependente da infraestrutura e cultura da organização. É mais provável que essas aprovações sejam necessárias se a liderança for centralizada do que se a liderança for descentralizada. Por exemplo, nos hospitais da West Virginia University, a liderança é descentralizada. Os membros da equipe de PBE incluem os direto-

---

* N. de R.T.: As instâncias, os órgãos ou as pessoas responsáveis pela aprovação dos documentos e dos impressos variam de acordo com a estrutura organizacional de cada instituição. Se, na sua organização, não houver um comitê de padrões e prática ou um comitê de impressos, informe-se sobre como obter as aprovações necessárias para os documentos e impressos resultantes dos trabalhos da equipe de PBE.

res e os gerentes de unidade; portanto, sua aprovação é inerente à elaboração da nova prática e ao plano de implementação. Essa forma de liderança elimina atrasos próprios da busca por aprovação de lideranças e comitês relevantes.

Preparar os Locais para o Piloto

Finalmente, na Etapa 4, a equipe de PBE precisa preparar os locais para o piloto. Isso requer contato com todos os níveis de liderança da unidade para solicitar seu apoio para a condução do piloto. Preparar os locais também exige a realização de aulas, a distribuição de material educativo e o fornecimento de informações de acesso a módulos de aprendizagem por computador. A equipe precisa fornecer todos os documentos e quaisquer novos impressos, equipamentos e outros materiais que os membros da equipe irão precisar para implementar a nova prática. A utilização desses materiais será descrita nas aulas e nos materiais educativos. A equipe também precisa fornecer aos líderes de enfermagem da unidade o nome e as informações de contato do coordenador do piloto e dos defensores da mudança da unidade, caso apareçam questões que precisem de resolução. Tendo elaborado a mudança da prática, a equipe avança para a Etapa 5 do modelo de PBE.

> **Caso 6.3 Planejamento do Piloto para a Mudança de Prática Fictícia na ICC**
>
> Pacientes com ICC são admitidos em diversas unidades de enfermagem. A equipe de PBE na ICC decidiu conduzir o piloto em todas essas unidades para assegurar a inclusão de todos os pacientes com ICC. A maior parte das variáveis de processo era responsabilidade dos dois enfermeiros especialmente treinados em ICC, com apenas uma variável – o encaminhamento dos pacientes de ICC aos enfermeiros de prática avançada – sendo responsabilidade do enfermeiro assistencial. Devido à simplicidade dessa atividade, a equipe antecipou resistência mínima por parte dos enfermeiros assistenciais. A equipe avaliou que uma amostra de 60 pacientes seria necessária e também estimou que seria possível recrutar 80 pacientes, para ter pacientes excedentes, caso necessário, em quatro meses. Visto que a equipe iria mensurar os resultados de cada paciente em seis meses, o piloto seria conduzido por 10 meses. Esse intervalo de tempo

permitiria o acúmulo de um banco de dados com no mínimo seis meses de dados de cada paciente. A equipe estava ciente de que esse seria mais longo que a maioria dos pilotos, mas isso era necessário, pois desejava comparar o escore Self-Care of Heart Failure Index (SCHFI) inicial com o escore em seis meses.

Os indicadores específicos de processo e resultado mudaram desde que a equipe criou o instrumento de coleta de dados para a ICC na Etapa 1. Para maior eficiência, conseguiu que o pessoal da tecnologia da informação trabalhasse com os dois enfermeiros especialmente treinados em ICC para elaborar uma base de dados eletrônica com acesso direto à avaliação e documentação do cuidado realizado com cada paciente. O pessoal da tecnologia da informação também criou um *link* para o censo diário, com busca para admissões com o diagnóstico de ICC. Os acessos diretos incluíam:

- Geração diária dos novos registros do paciente na base de dados de ICC para portadores da doença admitidos nas últimas 24 horas
  – Essa ferramenta notificava os enfermeiros especialmente treinados em ICC sobre os pacientes-alvo e incluía um campo para documentar o encaminhamento pelo enfermeiro assistencial.
- Campos para documentação
  – Os escores iniciais e aos seis meses do SCHFI[17]
  – Avaliação inicial das motivações e das barreiras do paciente ao autocuidado
  – Orientação individualizada, inicial e quinzenal, sobre o autocuidado aos pacientes com ICC
  – Avaliações de saúde quinzenais por telefone
  – Readmissões por ICC

O pessoal da tecnologia da informação desenvolveu questionários para gerar relatórios sobre as variáveis de processo e resultado. Esses relatórios forneciam informações para o monitoramento contínuo da nova prática. A criação da base de dados, com seus acessos diretos e relatórios, também permitia o monitoramento da fidelidade do piloto, a elaboração de instrumentos de avaliação e a coleta e análise dos dados.

Após consultar o médico especialista em ICC da organização e enfermeiros experientes em ICC de outras organizações, a equipe de PBE decidiu a estratégia educacional para os dois enfermeiros de prática avançada. A estratégia incluía leituras selecionadas, tutoriais *on-line*, acompanhar um enfermeiro treinado em ICC de outra organização durante duas semanas e organizar consultas por telefone com o médico especializado em ICC da organização e com um enfermeiro de prática avançada, especialista em ICC, de outra organização. As aulas eram organizadas para que os dois enfermeiros de prática avançada aprendessem a utilizar a base de dados de ICC.

A equipe também desenvolveu uma pequena aula e um panfleto para apresentar aos enfermeiros assistenciais sua responsabilidade no encaminhamento de todos os pacientes para os dois enfermeiros de prática avançada.

O médico especialista em ICC da organização orientou a equipe no preparo de panfletos informativos a serem distribuídos para a equipe médica.

Para encorajar os enfermeiros assistenciais a encaminharem os pacientes com ICC para os dois enfermeiros de prática avançada, a equipe escolheu fazer auditoria e *feedback* no primeiro mês do piloto. O plano era ter um defensor da mudança em cada plantão de todas as unidades de adultos fazendo auditoria e *feedback* durante aquele mês. A equipe também escolheu utilizar *e-mail* e correio de voz para divulgar a nova prática. Após o primeiro mês, os defensores da mudança conduziriam a auditoria e o *feedback* de forma aleatória. Eles utilizariam *e-mail* e correio de voz se os resultados da auditoria indicassem essa necessidade.

O plano de avaliação que a equipe desenvolveu consistia em:
- Coleta de dados de todos os pacientes com ICC, utilizando o Self-Care of Heart Failure Index.[17] Durante o período em que a equipe de tecnologia da informação estava desenvolvendo a base de dados eletrônica para a ICC, os dois enfermeiros especialmente treinados em ICC e enfermeiros assistenciais estavam participando de suas respectivas aulas, e o plano de *marketing* estava sendo implementado.
- Análise da diferença entre os dados iniciais, os escores da fase-piloto e os escores em seis meses (fase pós-piloto) do Self-Care of Heart Failure Index.[17]
- Análise da adesão cumulativa com as expectativas de desempenho.
    – Encaminhamento dos pacientes com ICC para os enfermeiros de prática avançada pelos enfermeiros assistenciais
    – Avaliação inicial das motivações e das barreiras do paciente para o autocuidado
    – Orientação individualizada e quinzenal do autocuidado na ICC
    – Avaliação de saúde quinzenal por telefone

- Comparação do número cumulativo de readmissões por ICC, utilizando seis meses de dados para cada paciente, com o número de readmissões do ano anterior.

Tendo planejado o piloto, a equipe obteve aprovação do diretor-executivo de enfermagem e do chefe da equipe médica. Subsequentemente, a equipe procedeu a orientação do pessoal participante e distribuiu panfletos para os médicos, antes de iniciar a Etapa 5 do modelo de PBE.

REFERÊNCIAS

1. Dirksen CD, Ament AJ, Go PM. Diffusions of six surgical endoscopic procedures in the Netherlands: Stimulating and restraining factors. *Health Pol.* 1996;37(2):91–104.

2. Marshall SK. Diffusion of innovations theory and end-user searching. *Library & Information Science Research.* 1990; 6(1):55–69.

3. Meyer M, Johnson D, Ethington C. Contrasting attributes of preventive health innovations. *J Commun.* 1997;47:112–131.

4. Rogers EM. *Diffusion of Innovations.* 4th ed. New York: Free Press; 1995.

5. Greenhalgh T, Robert G, Macfarlane F, et al. Diffusion of innovations in service organizations: Systematic review and recommendations. *Milbank Q.* 2004;82(4):581–629.

6. Meyer AD, Goes JB. Organizational assimilation of innovations: A multi-level contextual analysis. *Acad Manage Rev.* 1988;31:897–923.

7. Denis JL, Hebert Y, Langley A, et al. Explaining diffusion patterns for complex health care innovations. *Health Care Manage Rev.* 2002;27(3):60–73.

8. Grilli R, Lomas J. Evaluating the message: The relationship between compliance rate and the subject of a practice guideline. *Med Care.* 1994;32(3):202–213.

9. Aubert BA, Hamel G. Adoption of smart cards in the medical sector: The Canadian experience. *Soc Sci Med.* 2001;53(7):879–894.

10. Sparks A, Boyer D, Gambrel A, et al. The clinical benefits of the bladder scanner: A research synthesis. *J Nurs Care Qual.* Jul–Sep 2004;19(3):188–192.

11. Gustafson DH, Sainfort F, Eichler M, et al. Developing and testing a model to predict outcomes of organizational change. *Health Serv Res.* 2003;38(2):751–776.

12. St. Clair K, Larrabee JH. Clean vs. sterile gloves: Which to use for postoperative dressing changes? *Outcomes Manage.* 2002;6(1):17–21.

13. Fanning MF. Child Visitation in the Cardiothoracic/Coronary Care Unit. Paper presented at International Nursing Research, the 18th Annual Conference sponsored by the Southern Nursing Research Society; February 19, 2004; Louisville, KY.

14. The Joint Commission. *Comprehensive Accreditation Manual for Hospitals: The Official Handbook.* Oakbrook Terrace, IL: The Joint Commission; 2008.

15. Rumsey DJ. *Statistics for Dummies.* Hoboken, NJ: Wiley; 2003.

16. Gonick L, Smith W. *The Cartoon Guide to Statistics.* New York: HarperPerennial; 1993.

17. Riegel B, Carlson B, Moser DK, et al. Psychometric testing of the self-care of heart failure index. *J Card Fail.* Aug 2004;10(4):350–360.

18. Bennis WG, Benne KD, Chin R (eds.). *The Planning of Change; Readings in the Applied Behavioral Sciences.* New York: Holt Rinehart and Winston; 1964.

19. Ouchi WG. *Theory Z: How American Business Can Meet the Japanese Challenge.* Reading, MA: Addison-Wesley; 1987.

20. Hall GE, Hord SM. *Change in Schools.* Albany, NY: State University of New York Press; 1987.

21. Fitzgerald L, Ferlie E, Wood M, Hawkins C. Interlocking interactions, the diffusion of innovations in health care. *Hum Relat.* 2002;55(12):1429–1449.

22. Locock L, Dopson S, Chambers D, Gabbay J. Understanding the role of opinion leaders in improving clinical effectiveness. *Soc Sci Med.* 2001;53:745–757.

23. Thomson O'Brien MA, Oxman AD, Haynes RB, et al. Local opinion leaders: Effects on professional practice and health care outcomes. *The Cochrane Library.* 2004;4:4.

24. Backer TE, Rogers EM. Diffusion of innovations theory and worksite AIDS programs. *J Community Health.* Jan–Mar 1998;3(1):17–28.

25. Markham SK. A longitudinal examination of how champions influence others to support their projects. *J Product Innovation Manag.* 1998;15(6):490–504.

26. Craig JV, Smyth RL. *The Evidence-Based Practice Manual for Nurses.* 2nd ed. Edinburgh, NY: Churchill Livingstone; 2007.

27. Oxman AD, Thomson MA, Davis DA, Haynes RB. No magic bullets: A systematic review of 102 trials of interventions to improve professional practice. *Can Med Assoc J.* Nov 15 1995;153(10):1423–1431.

28. Ardery G, Herr K, Hannon BJ, Titler MG. Lack of opioid administration in older hip fracture patients (CE). *Geriatr Nurs.* Nov–Dec 2003;24(6):353–360.

29. Titler MG. Translation science: Quality, methods and issues. *Community Nurs Res.* 2004;37:15, 17–34.

30. Green PL. Improving clinical effectiveness in an integrated care delivery system. *J Healthc Qual.* Nov–Dec 1998;20(6):4–8; quiz 9, 48.

31. Grimshaw JM, Thomas RE, MacLennan G, et al. Effectiveness and efficiency of guideline dissemination and implementation strategies. *Health Technol Assess.* Feb 2004;8(6):iii–iv, 1–72.

32. Jamtvedt G, Young JM, Kristoffersen DT, et al. Audit and feedback: Effects on professional practice and health care outcomes. *Cochrane Database Syst Rev: Rev.* 2006(Issue 2).

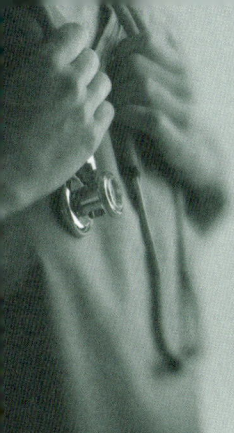

Capítulo 7
ETAPA 5: IMPLEMENTAR E AVALIAR A MUDANÇA DA PRÁTICA

■ IMPLEMENTAR O ESTUDO-PILOTO
- Iniciar a mudança da prática no tempo designado
- Fornecer reforço no acompanhamento da mudança da prática
- Obter *feedback* dos *stakeholders*

■ AVALIAR PROCESSOS, RESULTADOS E CUSTOS
- Obter um tamanho de amostra adequado
- Verificar a acurácia dos dados
- Conduzir a análise dos dados

■ DESENVOLVER CONCLUSÕES E RECOMENDAÇÕES
- Discutir os resumos da avaliação
- Decidir sobre adaptar, adotar ou rejeitar a mudança da prática

Nesta etapa, a equipe de prática baseada em evidências (PBE) implementará o estudo-piloto da nova prática e avaliará os processos, resultados e custos. Depois, desenvolverá conclusões e recomendações.

IMPLEMENTAR O ESTUDO-PILOTO

Iniciar a Mudança da Prática no Tempo Designado

Tendo preparado os locais para realização do piloto e orientado os *stakeholders* sobre a nova prática, a equipe de PBE inicia o estudo-piloto da nova prática no tempo estabelecido. É importante que o coordenador do piloto, os líderes de opinião locais e os defensores da mudança estejam disponíveis para os *stakeholders*, sobretudo no primeiro dia ou na primeira semana do piloto. Responder prontamente aos *stakeholders* que tiverem perguntas ou preocupações pode minimizar sua frustração com o desempenho da nova prática. Tais interações também permitem que o coordenador do piloto e os membros da equipe de PBE resolvam quaisquer problemas inesperados no início do piloto.

Fornecer Reforço no Acompanhamento da Mudança da Prática

Conforme planejado na Etapa 4, a equipe de PBE realizará auditoria e *feedback*. Os defensores da mudança começarão a identificar ocasiões nas quais a nova prática deveria ter sido realizada, nas primeiras 24 horas após a data de seu início. Eles utilizarão a seção de indicadores de processo no instrumento de coleta de dados para avaliar se os processos da nova prática foram ou não desempenhados em cada ocasião na qual deveriam ter sido. Os defensores da mudança também identificarão o membro da equipe assistencial que foi responsável por desempenhar a nova prática em cada ocasião. Eles discutirão as informações coletadas com o membro responsável da equipe de saúde, elogiando-o pelos processos que foram desempenhados corretamente e esclarecendo as expectativas sobre aqueles que não o foram. Conforme mencionado na Etapa 4, tais conversações devem ser feitas de uma forma positiva e não punitiva, para minimizar a resistência à nova prática.

Também é possível reforçar a nova prática por meio da implementação do plano de *marketing* desenvolvido na Etapa 4. A equipe irá utilizar os mecanismos e o cronograma selecionados. À medida que o piloto progride, a equipe e os defensores da mudança devem discutir como os *stakeholders* estão reagindo ao plano de *marketing* e a seu cronograma. Essa informação poderá sugerir a necessidade de alguns ajustes no plano de *marketing* corrente. Por exemplo, se o plano incluía um pôster em um cavalete e os *stakeholders* comentarem que ele está obstruindo o fluxo de pessoas, a equipe poderá solicitar sugestões de um local melhor. Se nenhum local adequado for identificado, o pôster e o cavalete devem ser removidos.

Obter *Feedback* dos *Stakeholders*

A equipe de PBE seguirá com os mecanismos de coleta de opinião formal e informal selecionados na Etapa 4. O mecanismo informal de obtenção de *feedback* dos *stakeholders* ocorre simultaneamente à auditoria e ao *feedback*. Ele também deve incluir a solicitação, aos líderes de enfermagem de cada unidade-piloto, de um *feedback* sobre o progresso do piloto e quaisquer preocupações que tenham sobre a nova prática. Caso outros profissionais sejam *stakeholders* dessa prática, a equipe também deve pedir um *feedback*. À medida que os dados do *feedback* informal sejam obtidos, o membro da equipe de PBE, ou o defensor da mudança, que os está obtendo escreve notas sobre os comentários. Estes são apresentados à equipe e aos defensores da mudança durante as reuniões periódicas do projeto-piloto, para que todos se mantenham informados sobre o progresso do piloto. Na conclusão deste, o membro da equipe responsável irá resumir todo o *feedback* informal.

No momento planejado, a equipe distribuirá aos *stakeholders* um questionário simples, elaborado na Etapa 4, como instrumento de coleta de opinião formal. Uma estratégia simples para recolher os questionários preenchidos é pedir que sejam depositados em uma caixa ou urna selada. A equipe irá contabilizar as respostas dos questionários preenchidos, para utilizar após a fase-piloto.

AVALIAR PROCESSOS, RESULTADOS E CUSTOS

Quando a fase-piloto tiver terminado, a equipe de PBE conduzirá a avaliação pós-piloto. Esta inclui obter um tamanho de amostra adequado, verificar a acurácia dos dados, conduzir a sua análise e interpretar os resultados.

Obter um Tamanho de Amostra Adequado

Os responsáveis pela coleta de dados obterão dados de processo, resultados e custos, de acordo com o plano de avaliação desenvolvido na Etapa 4. Esse trabalho continua até que se obtenha o tamanho de amostra necessário. A estimativa do tempo necessário para atingir o tamanho de amostra adequado poderá ou não ter sido exata. Os fatores que podem influenciar essa estimativa incluem mudança no número de pacientes apropriados, variação no tempo necessário para a coleta de dados e demandas da assistência que inesperadamente impedem a saída da equipe para coletar os dados.

Verificar a Acurácia dos Dados

Uma vez completada a coleta, o membro da equipe de PBE responsável pela análise avaliará a acurácia dos dados obtidos. Isso é feito avaliando cada instrumento de coleta de dados em busca de erros nos registros feitos. Por exemplo, em uma parte do instrumento de coleta de dados mostrado na Figura 3.6, o percentual de adesão com o critério 3 está errado:

Formulário para revisão de prontuário:
Cuidado de enfermagem na Insuficiência Cardíaca Crônica

CÓDIGO DE RESPOSTA			
1 = SIM	0 = NÃO	ND = Não documentado	NA = Não se aplica

3. (a) Quantas vezes o enfermeiro deveria ter realizado a avaliação do paciente a cada 8 horas?	7
(b) Quantas vezes o enfermeiro realizou, de fato, a avaliação do paciente a cada 8 horas?	10
% adesão	80

7. O enfermeiro orientou o autocuidado necessário após a alta sobre:	
(a) Medicação	1
(b) Manejo do peso (restrição de fluidos)	0
(c) Sinais e sintomas que necessitam de atenção médica	2

Além disso, nessa parte do instrumento de coleta de dados da Figura 3.6, a resposta ao critério 7c está errada, pois as respostas possíveis para este critério são 1 = sim, 0 = não, ND = não documentado e NA = não se aplica. O analista dos dados corrige quaisquer erros que forem identificados no registro dos dados. Quando se trata de um erro de cálculo, ele recalculará para obter o número correto. Quando o erro não for de cálculo, como no exemplo utilizando o critério 7, a pessoa responsável pela coleta dos dados deve tentar lembrar a resposta correta. Como alternativa, se a fonte de dados for um registro médico, deve analisar o documento novamente e fornecê-lo corrigido ao analista.

Conduzir a Análise dos Dados

Dependendo de como o instrumento de coleta de dados foi elaborado, da natureza dos critérios e do tamanho da amostra, a análise de dados poderá significar ter de contá-los a mão. Se os dados tiverem sido inseridos em uma planilha do Excel, o analista dos dados poderá utilizar o menu de fórmulas para calcular os resultados. A utilização de uma planilha eletrônica é especialmente eficiente quando a amostra é grande. Além disso, é menos provável que ocorram erros de cálculo quando se utiliza uma planilha eletrônica, desde que não tenham sido cometidos erros na digitação dos dados dos instrumentos de coleta de dados. Para confirmar que não houve erros na digitação, o analista deve comparar os dados do instrumento de coleta com os da planilha. Além disso, poderá calcular as frequências e examiná-las em busca de erros nos códigos de resposta, como no exemplo utilizando o critério 7c. Para um critério como o número 3 do instrumento de coleta de dados da Figura 3.6, com um percentual como resposta, a média e o desvio-padrão podem ser calculados para a amostra. Para um critério como o número 7 no instrumento de coleta de dados da Figura 3.6, com respostas sim/não simples, a frequência e o percentual podem ser calculados para a amostra. Quando o piloto tiver ocorrido em mais de uma unidade, o analista dos dados também poderá calcular os resultados por unidade, se houver um campo "unidade" para cada linha de dados. Como descrito na Etapa 1, o analista pode utilizar o Excel para gerar histogramas mostrando os resultados de cada critério, para uma ou múltiplas datas. Além do mais, o Excel pode gerar histogramas comparando os indicadores de processos e resultados das unidades. O analista prepara um resumo da análise e dos resultados.

DESENVOLVER CONCLUSÕES E RECOMENDAÇÕES

Discutir os Resumos da Avaliação

A equipe de PBE utiliza a análise dos dados e o resumo dos resultados para discutir e interpretar os resultados. Eles indicarão o quanto os resultados desejados para o paciente estão sendo alcançados e o quanto os processos da nova prática estão sendo desempenhados durante o período pós-piloto. Se existir uma oportunidade para melhoria, a informação deve ser utilizada para identificar as ações corretivas necessárias. Algumas vezes, o plano de *marketing* e a auditoria e *feedback* não serão fortes o suficiente para convencer os *stakeholders* a desempenharem a nova prática. Se a equipe chegar a essa conclusão, então deve desenvolver um *marketing* e auditoria e *feedback* mais fortes. Do contrário, deve considerar estratégias adicionais que tenham se mostrado efetivas na promoção da adoção da nova prática. Um exemplo são lembretes programados para aparecer no sistema de registro médico eletrônico.

Se dados de custos tiverem sido coletados e analisados, a equipe também irá discutir e interpretar os resultados. Tais dados fornecem informações úteis para julgar a viabilidade orçamentária da mudança da prática na organização. Mesmo se a base de evidências analisada na Etapa 3 incluir evidências custo-efetivas da nova prática, tal conclusão poderá não ser verdadeira em uma organização específica, pois as características organizacionais variam muito.

Apesar de terem discutido o *feedback* informal dos *stakeholders* conforme a progressão do piloto, a equipe de PBE e os defensores da mudança agora discutirão esse *feedback* junto com o *feedback* formal, utilizando resumos desses dados. À proporção que discutem o *feedback*, os membros da equipe comparam e contrastam os comentários com suas próprias avaliações da nova prática e do progresso do piloto. Temas negativos que aparecem bastante devem ser considerados, pois sugerem que a resistência à nova prática poderia ser reduzida se seu aspecto relevante fosse modificado. Por exemplo, suponha que um processo da nova prática seja documentá-la em um novo impresso que requeira o preenchimento de dados que já são documentados em outro impresso. Se um tema comum no *feedback* for a objeção ao uso do novo impresso, e se os dados da auditoria durante o piloto e a avaliação dos dados do processo indicarem que o impresso estava sendo utilizado em menos de 50% das vezes, a equipe deve considerar se o impresso já existente poderia ser usado para documentar o desempenho da nova prática.

Decidir sobre Adaptar, Adotar ou Rejeitar a Mudança da Prática

Após a análise crítica dos resumos dos dados, a equipe de PBE decide se irá adaptar, adotar ou rejeitar a nova prática. A decisão mais comum é que seja um pouco adaptada para se ajustar melhor à organização. Apesar da representação dos *stakeholders* na equipe de PBE, é possível que a nova prática não se ajuste perfeitamente à organização quando ocorre o piloto. Se a equipe tiver seguido o modelo de PBE e feito os julgamentos corretos sobre a força das evidências, é pouco provável que chegue ao final da Etapa 5 e decida rejeitar a nova prática.

Ao adaptar a descrição da nova prática com base na necessidade identificada nos dados de avaliação, a equipe deve se empenhar em manter os processos dessa prática consistentes com aqueles respaldados pelas evidências. A adaptação dos impressos discutida na seção anterior não contradiz a base de evidências, uma vez que esta não inclui nada específico sobre a forma de documentar a nova prática.

> **Caso 7.1 Implementando e Avaliando a Nova Prática para um Projeto de PBE Fictício de Insuficiência Cardíaca Crônica (ICC)**
>
> O piloto da nova prática foi iniciado após os enfermeiros especializados em ICC e os enfermeiros assistenciais completarem seus respectivos treinamentos e o plano inicial de *marketing* ter sido implementado. Os defensores da mudança iniciaram a prática de auditoria e *feedback* em cada plantão de todas as unidades de adultos em 24 horas após o início. Essa atividade continuou diária durante o primeiro mês e passou a acontecer uma vez por semana durante o restante do piloto. Quando os resultados da auditoria justificavam, os defensores da mudança utilizavam o *e-mail* e o correio de voz como lembretes para fazer o encaminhamento aos dois enfermeiros especialmente treinados em ICC.
>
> Ao mesmo tempo, esses dois enfermeiros desempenhavam as atividades sob sua responsabilidade, oferecendo cuidado aos pacientes de ICC enquanto estavam internados e por telefone após a alta hospitalar. Eles fizeram relatórios semanais dos indicadores de processo do cuidado e das readmissões por ICC. Visto que a base de dados eletrônica gerava um registro na base de dados dos pacientes de ICC admitidos nas últimas 24 horas, os dois enfermeiros especializados em ICC podiam identificar quando um enfermeiro assistencial deixava de fazer o encaminhamento. Os enfermeiros treinados em ICC notificavam o defensor da mudança apropriado para revisar com o enfermeiro assistencial, como um lembrete. Após o paciente ter sido acompanhado por seis meses, os enfermeiros especializados em ICC coletavam os dados do Self-Care of Heart Failure Index (SCHFI) dos últimos seis meses e inseriam na base de dados eletrônica.
>
> Ao final do piloto, a equipe de PBE tinha seis meses de dados de 56 pacientes; portanto, a fase-piloto foi estendida por duas semanas para obter a amostra necessária de 60 pacientes com ICC. A base de

dados eletrônica de ICC foi utilizada para calcular a adesão cumulativa com as expectativas de desempenho de
* Encaminhamento dos pacientes com ICC aos enfermeiros de prática avançada pelo enfermeiro assistencial
* Avaliação inicial das motivações e das barreiras ao autocuidado
* Orientação individualizada sobre o autocuidado na ICC, inicial e quinzenal
* Avaliações quinzenais por telefone
  Devido à natureza das análises necessárias, um funcionário do Serviço de Apoio conduzia estas análises
* Análise da diferença entre os escores de base, os iniciais (fase-piloto) e os após seis meses (pós-piloto) do SCHFI[1]
* Comparação entre o número cumulativo de readmissões por ICC para cada paciente e o número de readmissões nos 10 meses precedentes ao piloto

Os resultados da análise foram:

Encaminhamento dos pacientes de ICC aos enfermeiros de prática avançada pelos enfermeiros assistenciais	85%
Avaliação inicial das motivações e das barreiras do paciente ao autocuidado	100%
Orientação inicial individualizada sobre o autocuidado na ICC	100%
Orientação quinzenal individualizada sobre o autocuidado na ICC	80%
Avaliações de saúde quinzenais	80%

A análise da diferença entre os escores de base, da fase-piloto inicial e da fase pós-piloto em seis meses do SCHFI[1] indicou que os escores de base e da fase-piloto inicial não tinham diferença estatística. Entretanto, o escore SCHFI médio em seis meses foi 8% mais alto do que o escore SCHIFI inicial, indicando melhora no autocuidado relatado. O número cumulativo de readmissões por ICC para cada paciente no piloto foi 8% menor do que o número de readmissões nos 10 meses que o antecederam, sugerindo que a nova prática fosse efetiva. Todavia, o objetivo era melhorar esses dois resultados em 10%.

A equipe de PBE discutiu a avaliação dos resultados e concluiu que, de forma geral, a nova prática era efetiva, apesar de haver ainda oportunidade para melhoria nos resultados e em três processos de cuidado. Ela recomendou a continuação da prática com adaptações em relação a esses três processos. Primeiro, visto que apenas 85% dos pacientes com ICC foram encaminhados aos enfermeiros de prática avançada pelos enfermeiros assistenciais, a equipe recomendou que o pessoal da tecnologia da informação adicionasse um lembrete para que os enfermeiros assistenciais fizessem o encaminhamento sempre que um paciente com ICC fosse admitido. Os dois enfermeiros especialistas em ICC corresponderam às expectativas de realizar orientação quinzenal sobre o autocuidado na ICC e avaliação de saúde quinzenal por telefone em apenas 80% das vezes. As razões incluíam a impossibilidade de contatar alguns pacientes durante o período de duas semanas e a descoberta de que alguns deles não tinham telefone. A equipe recomendou o acréscimo de números gratuitos para que os pacientes de ICC pudessem telefonar para os enfermeiros especialmente treinados em ICC. Para os pacientes sem telefone, os enfermeiros especialmente treinados em ICC enviariam, pelo correio, um lembrete avisando que era hora do acompanhamento e os estimulando a telefonar para o número gratuito assim que pudessem ter acesso a um telefone. Para aqueles que possuíam telefone com os quais os enfermeiros tiveram dificuldade de entrar em contato durante o período de duas semanas, eles iriam enviar um lembrete similar, pedindo que telefonassem quando tivessem tempo.

Os membros da equipe de PBE observaram que alguns pacientes com ICC não estavam recebendo o cuidado disponível dos enfermeiros especialmente treinados em ICC porque estavam recebendo o código do diagnóstico de ICC apenas após a alta. Portanto, a equipe comprometeu-se a trabalhar essa questão em seu próximo projeto e fazer mais adaptações à prática após soluções viáveis serem identificadas. Resumiu o projeto, os resultados e as recomendações em um documento de uma página para ser utilizado na Etapa 6. Tendo decidido sobre as adaptações específicas da nova prática, a equipe está pronta para iniciar a Etapa 6 do modelo para mudança da PBE.

REFERÊNCIA

1. Riegel B, Carlson B, Moser DK, et al. Psychometric testing of the self-care of heart failure index. J Card Fail. Aug 2004;10(4): 350–360.

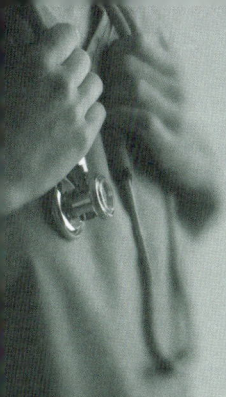

Capítulo 8
ETAPA 6: INTEGRAR E MANTER A MUDANÇA DA PRÁTICA

- **COMUNICAR A MUDANÇA RECOMENDADA AOS *STAKEHOLDERS***
  - Proporcionar treinamento em serviço à equipe assistencial sobre a mudança da prática

- **INTEGRAR AOS PADRÕES DA PRÁTICA**

- **MONITORAR PERIODICAMENTE O PROCESSO E OS RESULTADOS**

- **COMEMORAR E DISSEMINAR OS RESULTADOS DO PROJETO**

Nesta etapa, a equipe de prática baseada em evidências (PBE) irá comunicar a prática recomendada aos *stakeholders* e integrá-la aos padrões da prática. Então, a equipe de PBE planejará o monitoramento contínuo dos indicadores de processo e resultados.

COMUNICAR A MUDANÇA RECOMENDADA AOS *STAKEHOLDERS*

Proporcionar Treinamento em Serviço à Equipe Assistencial sobre a Mudança da Prática

Tendo decidido adotar ou adaptar a mudança da prática, a equipe de PBE comunica em seguida as recomendações a todos os *stakeholders*. Estes incluem líderes de enfermagem, líderes médicos, todo o pessoal que deverá desempenhar a nova prática, médicos cujos pacientes irão receber cuidados que utilizem a nova prática e pacientes relevantes. Outros *stakeholders* dependem da natureza da nova prática e podem incluir diferentes profissionais, como farmacêuticos, fisioterapeutas, nutricionistas e assistentes sociais.

Primeiro, os membros da equipe de PBE apresentam suas recomendações aos líderes de enfermagem e aos líderes médicos apropriados, utilizando o documento desenvolvido na Etapa 5 para obter aprovação final. Se concordarem que o resumo da avaliação respalda a adoção da nova prática, esses líderes provavelmente irão aprová-la. Se o resumo da avaliação também indicar que os benefícios associados à nova prática justificam os custos, é provável que ela seja aprovada. Entretanto, se os custos parecerem altos em relação aos benefícios, eles poderão desaprovar a mudança ou solicitar que a equipe de PBE considere alternativas com menores custos.

Em segundo lugar, as recomendações sobre a nova prática devem ser comunicadas a todo o pessoal que se espera que a desempenhe. Se todas as unidades para as quais a nova prática for relevante tiverem participado do piloto, a comunicação será limitada aos resultados da avaliação e às recomendações para adaptar quaisquer processos de cuidado. Se nem todas participaram do piloto, a comunicação irá abranger os resultados da avaliação, o treinamento em serviço apresentado aos *stakeholders* nas unidades-piloto antes do piloto e quaisquer processos de adaptação. Com base nos resultados da avaliação e nas observações feitas durante o piloto, os membros da equipe de PBE decidem se são necessárias mudanças no treinamento em serviço antes de agendar as aulas.

Devido ao *turnover* da equipe de cuidados, planos devem ser feitos para incluir treinamento em serviço abrangendo a nova prática na orientação dos novos empregados. A equipe de PBE atua em colaboração com um membro do setor de educação continuada para iniciar essa integração. Subsequentemente, um membro do setor de educação continuada será responsável por incluir de forma consistente esse treinamento em serviço em todas as orientações futuras, até que sejam feitas novas adaptações na prática.

Em terceiro lugar, a equipe deve se comunicar com os médicos cujos pacientes irão receber cuidado por meio da nova prática. A equipe deve reavaliar os materiais e as estratégias utilizados para introduzir essa prática aos médicos antes do piloto. Se houve adaptação em algum dos processos da prática, a equipe deve atualizar esses materiais e estratégias. Se a nova prática estiver sendo adotada sem adaptações, os materiais e as estratégias originais podem ser utilizados em conjunto com o documento de conclusões para informar aos médicos sobre a avaliação dos resultados e a decisão de fazer da nova prática um padrão de cuidado.

Em quarto, a equipe de PBE precisa decidir como comunicar as recomendações aos pacientes e a suas famílias para que saibam o que esperar do cuidado. A equipe poderá decidir que um panfleto breve seja efetivo para alguns pacientes. Explicações verbais junto com o panfleto podem ajudar aqueles que não podem ler por serem analfabetos, por não terem acesso a seus óculos ou devido a seu estado de saúde no momento. Por exemplo, se um paciente estiver inconsciente ou tiver alguma deficiência cognitiva, os membros da família devem ser informados sobre o que esperar. Essas comunicações serão feitas pelos enfermeiros assistenciais. A equipe deverá preparar o panfleto e as instruções necessárias para esses enfermeiros.

Em quinto, a equipe de PBE precisa decidir como comunicar as recomendações aos demais *stakeholders*, além daqueles que se espera que desempenhem a nova prática e dos médicos. Seria mais eficiente se fossem utilizados os mesmos materiais e estratégias empregados na comunicação com aqueles que irão desempenhar a nova prática e com os médicos.

INTEGRAR AOS PADRÕES DA PRÁTICA

Na Etapa 4, a equipe de PBE descreveu os processos da nova prática em um documento na forma de procedimento, política, plano de cuidado ou *guideline*, com base na preferência dos líderes de enfermagem. Esses documentos são considerados padrões de cuidado. Se a nova prática estiver sendo adotada sem adaptações, o documento original não precisa ser revisado. Se estiver sendo adotada com adaptações no processo, a equipe de PBE irá editar o documento original descrevendo a nova prática e incluindo essas adaptações no processo. Dependendo da estrutura organizacional, a equipe poderá ter de obter aprovação do novo padrão de cuidado pelo comitê de padrões e prática.*

Se a nova prática tiver requerido um novo impresso e estiver sendo adotada com adaptações no processo, a equipe irá editar o impresso para atender às adaptações realizadas. Dependendo da estrutura organizacional, a PBE poderá ter de obter uma aprovação final para o novo impresso pelo comitê de impressos.

> **Caso 8.1 Integrando e Mantendo a Nova Prática para o Projeto de PBE Fictício de Insuficiência Cardíaca Crônica (ICC)**
>
> Os membros da equipe de PBE encontraram-se com importantes líderes de enfermagem e líderes médicos, utilizando o documento de conclusões desenvolvido na Etapa 5. As recomendações da equipe foram aprovadas; então, ela passou a comunicar a prática adaptada aos *stakeholders* que faltavam. Todas as unidades relevantes participaram do piloto; portanto, a comunicação com os enfermeiros assistenciais incluiu a distribuição do documento de conclusões por *e-mail*, correio de voz e caixas de correio individuais nas unidades. Os membros da equipe também participaram das reuniões mensais das unidades para discutir a nova prática e responder a questões sobre ela. A equipe também distribuiu o documento de conclusões aos médicos que

---

* N. de R.T.: Vide nota sobre aprovações no item "Obter aprovação para o piloto", na página 206.

tratam portadores de ICC. Os pacientes atualmente na base de dados de ICC receberam uma carta informando que seriam enviados lembretes por correio a respeito do cuidado de acompanhamento, caso não tivessem telefone ou não pudessem ser encontrados após quatro tentativas durante um período de duas semanas.

A política descrevendo a nova prática desenvolvida durante a Etapa 4 foi editada para receber as adaptações nos três processos (Caso 7.1). Então, a equipe discutiu a política revisada e o documento de conclusões com o comitê de padrões e prática, que aprovou a política revisada. Mudanças pertinentes aos três processos adaptados também foram feitas na base de dados de ICC por um técnico da tecnologia da informação (TI). Um técnico da TI também programou um aviso no registro médico eletrônico para alertar o enfermeiro assistencial sempre que um paciente fosse admitido com o diagnóstico de ICC. Por fim, a equipe planejou conduzir o monitoramento contínuo dos indicadores de processo e resultados um ano após a data de coleta dos dados pós-piloto.

MONITORAR PERIODICAMENTE O PROCESSO E OS RESULTADOS

Quando os membros da equipe de PBE chegam a esta última atividade da Etapa 6, é muito tentador considerar que o projeto esteja finalizado e dar pouca ou nenhuma atenção ao monitoramento contínuo dos processos e resultados da prática. É muito importante que a equipe evite essa tentação, pois, como disse W. Edwards Deming: "Confiamos em Deus; todos os outros devem trazer dados". Sem coleta e análise periódica de dados utilizando os mesmos indicadores de processo e resultados que foram usados na análise dos dados pré/pós-piloto, não existirão evidências de que a nova prática ainda está sendo desempenhada corretamente e quando. Poderá haver apenas percepções de que esteja ou não sendo realizada – o que não é a melhor evidência. Além disso, sem o monitoramento contínuo, não existiriam evidências sobre os resultados, só percepções.

Muitas equipes de PBE são uma parte permanente da estrutura organizacional, enquanto outras são *ad hoc*. Em ambos os casos, a equipe deve planejar o monitoramento contínuo. Os intervalos entre os períodos de coleta de dados poderão depender, em parte, do nível de adesão aos indicadores de processo e resultados na coleta de dados prévia. No passado, a Joint Commission on Accreditation of Healthcare Organizations introduziu o conceito de "limiar", significando um percentual específico de adesão ao indicador de qualidade. Nos dias atuais, a Joint Commission exige uma ação corretiva apenas quando esse percentual está abaixo do limiar aceitável de 90 a 100% de adesão. A equipe de PBE deve utilizar o limiar desejado para decidir quando uma ação corretiva é necessária e com que frequência o monitoramento deve ocorrer. Dependendo dos riscos de o paciente falhar em desempenhar corretamente os processos ou falhar no alcance de um resultado, o limiar deve ser superior a 90%. Por exemplo, se o resultado for "nenhuma cirurgia em lugar errado", o limiar deve ser 100%. Para esse indicador de resultado, a equipe iria monitorar de forma contínua quaisquer ocorrências de cirurgia em local errado. Caso alguma ocorra, é considerada um "evento-sentinela", e a equipe deverá investigar quais ações precedentes poderão tê-la causado e implementar a ação corretiva.

Se a adesão aos indicadores de processo e resultado na coleta prévia de dados foi considerada um limiar aceitável pela equipe, então o monitoramento anual deverá ser adequado para informar à equipe o quão bem os enfermeiros assistenciais estão desempenhando a prática. Entretanto, se a adesão estava abaixo do limiar aceitável, então uma ação corretiva deve ser realizada entre os períodos de coleta de dados, e o monitoramento deve acontecer com maior frequência, talvez 3 ou 6 meses após a última ação corretiva. A equipe de PBE pode basear a decisão sobre por quantos anos realizar o monitoramento contínuo da prática utilizando a mesma lógica: adesão aos indicadores de processo e resultados nos períodos de coleta prévia de dados.

As ações corretivas devem focalizar os indicadores de processo ou resultado que estavam abaixo do limiar. Conversar com alguns dos *stakeholders* responsáveis por desempenhar a nova prática pode dar algumas ideias sobre as razões pelas quais as expectativas de desempenho não estão sendo atingidas. Essa informação pode ser utilizada para decidir sobre a ação corretiva. Poderá ser adequado fornecer um *feedback* aos *stakeholders* sobre os resultados da auditoria, bem como expor lembretes sobre as expectativas de desempenho. Em alguns casos, o conhecimento sobre o motivo pelo qual os resultados dos indicadores estão abaixo do limiar pode levar ao término de um processo que é parte da prática. Suponha que um processo de prática envolvendo a ultrassonografia de bexiga fosse o enfermeiro assistencial obter uma solicitação médica antes de cada utilização do ultrassom de bexiga. Suponha, ainda, que alguns enfermeiros dissessem ser mais demorado conseguir a solicitação do que realizar uma cateterização intermitente. Como resultado, eles não estava utilizando o ultrassom de bexiga conforme o esperado. Nesse exemplo, a equipe de PBE deve considerar a eliminação do processo em que os enfermeiros devem obter solicitação médica. Tal solicitação não é necessária, porque o uso da ultrassonografia de bexiga é um procedimento não invasivo.

Para fornecer estrutura ao monitoramento contínuo, a equipe deve considerar o desenvolvimento ou a adoção de um cronograma anual. Um exemplo de cronograma anual é apresentado na Figura 8.1, e um exemplo de cronograma anual preenchido, na Figura 8.2. Ao determinar os possíveis prazos, a equipe deve evitar épocas do ano que são mais agitadas do que o habitual, como
- Afluência de enfermeiros recém-formados
- Troca anual de residentes médicos nos centros médicos universitários
- Férias e feriados

Os prazos devem ser entendidos como possibilidades, pois diversos fatores podem influenciar a quantidade de tempo que os membros da equipe terão para trabalhar no projeto, exigindo que os prazos sejam ajustados. Exemplos desses fatores incluem
- Visitas agendadas ou inesperadas de acreditação e certificação
- Problemas com a equipe assistencial
- Desgaste de um membro da equipe
- Questões pessoais
  - Doença ou familiar doente
  - Morte na família

Para equipes *ad hoc,* o cronograma mostrará apenas o mês projetado para ser a próxima data para o início do período de coleta de dados. Para equipes fixas, o cronograma irá mostrar as datas para a condução do novo projeto durante o ano e as datas de coletas de dados de projetos de PBE finalizados. Para essas equipes,

Prazos para finalização para o ano de 20XX – Nome da Equipe de Projeto

Tópico(s)	Jan	Fev	Mar	Abr	Maio	Jun	Jul	Ago	Set	Out	Nov	Dez

Figura 8.1 Cronograma anual para todos os projetos de uma equipe planejados para um ano.

NOTA: Insira na célula do mês o código apropriado a seguir para indicar as datas de finalização esperadas.

– **Etapa 3** significa a finalização da síntese da revisão de literatura e a decisão sobre se há evidências suficientes para justificar a mudança da prática.
– **Etapa 6** significa a finalização da avaliação de pós-implementação do piloto da mudança da prática e a implementação de mecanismos para manter a prática ao longo do tempo.
– **QI** significa a finalização do acompanhamento anual de melhoria de qualidade após a mudança da prática.

Cronograma anual para o ano de 20XX – Equipe de PBE da Unidade Médico-cirúrgica													
Tópico(s)	Jan	Fev	Mar	Abr	Maio	Jun	Jul	Ago	Set	Out	Nov	Dez
Tratando extravasamentos associados à terapia intravenosa					Etapa 3						Etapa 6	
Manejo de cateter central	QI											
Prevenindo infecção de trato urinário em pacientes com cateteres não permanentes			QI						QI			

Figura 8.2 Exemplo de um cronograma anual preenchido.

NOTA: Insira na célula do mês o código apropriado a seguir para indicar as datas de finalização esperadas.

– **Etapa 3** significa a finalização da síntese da revisão de literatura e a decisão sobre se há evidências suficientes para justificar a mudança da prática.
– **Etapa 6** significa a finalização da avaliação de pós-implementação do piloto da mudança da prática e a implementação de mecanismos para manter a prática ao longo do tempo.
– **QI** significa a finalização do acompanhamento anual de melhoria de qualidade após a mudança da prática.

os membros devem considerar a formação de um subgrupo para conduzir a coleta anual de dados de projetos de PBE já finalizados, de forma que os demais membros da equipe possam focar em um próximo projeto. De maneira alternativa, a equipe poderia considerar o recrutamento de *stakeholders* de fora da equipe para conduzir a coleta anual de dados. Essa tem sido uma estratégia efetiva na melhoria de qualidade, pois reforça, para os enfermeiros assistenciais que estão fazendo a coleta de dados, a importância de desempenhar a prática e documentar o desempenho de forma correta.

Os resultados do monitoramento contínuo poderão desencadear a implementação de ações corretivas, conforme já foi discutido. Eles também poderão desencadear ideias para novos projetos de PBE. Suponha, por exemplo, que, durante a coleta de dados de observação sobre o posicionamento e a fixação corretas dos cateteres intravenosos, os membros da equipe de PBE observem diversos pacientes com grandes e dolorosos extravasamentos desses cateteres prévios. Essa observação poderá levar a equipe a iniciar um projeto de PBE focado nas melhores evidências para o tratamento de extravasamentos associados à terapia intravenosa.

COMEMORAR E DISSEMINAR OS RESULTADOS DO PROJETO

Tendo completado as seis etapas do modelo para mudança da PBE, os membros da equipe devem comemorar o sucesso da mudança da prática e seu aprendizado profissional contínuo. As comemorações serão influenciadas pela criatividade da equipe, bem como pelo orçamento e pelas políticas da organização. Exemplos incluem

- Uma festa com *pizza*, para os membros da equipe durante alguma das reuniões agendadas
- Almoço coletivo entre os membros da equipe, em que cada um pague suas próprias despesas
- Um "sorvete social", organizado pelos membros da equipe, para todos os plantões de todas as unidades que participaram do piloto

Após comemorar o sucesso de um projeto de PBE e enquanto inicia a Etapa 1 do próximo projeto, a equipe deve considerar a disseminação de informações sobre seu projeto em toda a organização, bem como fora dela. Disseminar informações na organização inclui

- Redigir uma descrição do projeto e dos resultados para o informativo da divisão de enfermagem
- Postar uma descrição do projeto no *site* de pesquisa da divisão de enfermagem
- Preparar um pôster para expor no dia anual da pesquisa da divisão de enfermagem

Disseminar informações fora da organização pode incluir

- Redigir uma descrição do projeto e dos resultados para submissão a um periódico
- Submissão de um resumo para apresentação em uma conferência local, regional ou nacional

A disseminação de informações é potencialmente útil para terceiros que poderão desejar replicar o projeto ou fazer um piloto da nova prática recomendada em seu ambiente de trabalho. Para muitos enfermeiros, escrever para publicação e apresentar em conferências são novas experiências de aprendizado que aumentam o conhecimento e as habilidades profissionais. Nem todos os membros da equipe de PBE estarão interessados em passar por tais experiências. Para os que estão, ver seu artigo publicado e interagir com outros conferencistas pode ser bastante gratificante. Tendo ou não o membro da equipe participado da disseminação de informações fora da organização, a conclusão bem-sucedida de uma mudança da PBE pode ser recompensadora o suficiente para motivar sua participação no próximo projeto de PBE. Além disso, mesmo a motivação e o entusiasmo de um único membro podem encorajar outras pessoas a se tornarem parte da equipe de PBE.

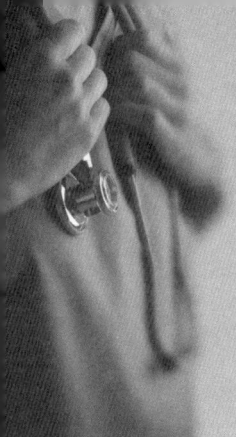

GLOSSÁRIO

Auditoria e *feedback*. Estratégia para promover a adoção de uma inovação pelos profissionais da saúde. Consiste em preparar um resumo sobre o desempenho em determinado padrão da prática de um profissional ou grupo de profissionais. O resumo e quaisquer recomendações para melhorias são partilhados com os profissionais.

Avaliação crítica. Análise sistemática de uma pesquisa para avaliar sua validade, seus resultados e sua relevância, antes de utilizá-la para mudar a prática.

***Benchmarking*.** A comparação de dados internos com dados também internos coletados anteriormente ou com dados externos.

***Brainstorming*.** Ferramenta, estruturada ou não, de trabalho em equipe para produzir ideias durante a seleção de um problema clínico que deverá ser o foco de um projeto de prática baseada em evidências.

Confiabilidade. Característica que se refere ao rigor de um estudo qualitativo. Um conjunto de critérios para avaliar a confiabilidade consiste em credibilidade, reprodutibilidade, confirmabilidade e transferibilidade.

Confiabilidade da consistência interna. Cálculo estatístico da homogeneidade dos itens de um instrumento e das subescalas que ele contém. A homogeneidade dos itens ou das subescalas indica que eles estão mensurando o mesmo conceito. A confiabilidade da consistência interna costuma estar presente nos relatórios de pesquisa como o α de Cronbach, junto com o significado das correlações, como uma probabilidade ou o Valor p ($p = n$, em que n = o número que representa o valor).

Confiabilidade do instrumento. A consistência com a qual um instrumento mensura a variável e o conceito subjacente.

Confirmabilidade. Critério de confiança que é o equivalente qualitativo da objetividade na pesquisa quantitativa. É aplicado para saber se os achados refletem a experiência dos participantes e não apenas a do pesquisador. Para satisfazer a este critério, o relatório do estudo qualitativo deve fornecer uma descrição suficientemente detalhada das preconcepções pessoais do pesquisador e de como elas influenciaram as decisões tomadas durante a realização da pesquisa.

Controle de qualidade estatístico. Atividades para identificar a variabilidade na qualidade de produtos ou serviços por meio de medições contínuas e mudanças no sistema para aperfeiçoar os processos de trabalho como meio de melhorar produtos ou resultados do cuidado.

Credibilidade. Critério de confiança que é o equivalente qualitativo da validade interna na pesquisa quantitativa. Ao fazer uma avaliação crítica da credibilidade de um estudo de pesquisa qualitativa, deve-se responder a esta pergunta: os achados refletem a realidade? A credibilidade depende de muitos aspectos do estudo, incluindo o grau de qualificação do pesquisador para conduzi-lo; o quanto o pesquisador utilizou uma forma de pesquisa já estabelecida; se o plano de amostragem foi ou não apropriado para responder à pergunta de pesquisa; se o pesquisador realizou ou não o *"member checks"*, partilhando os resultados e obtendo *feedback* de alguns dos participantes; e o quão profunda é a descrição do fenômeno, do modelo de processos sociais e da cultura.

Dados contínuos. Valores quantitativos que ocorrem em extensão infinita ou ilimitada. Os dados contínuos são produzidos em escalas intervalares, as quais designam um número para representar categorias ordenadas, com intervalos de igual valor entre os números; entretanto, o ponto zero é arbitrário e, portanto, uma escala intervalar não consegue fornecer informações sobre a exata magnitude das diferenças entre os pontos na escala. Por exemplo, a temperatura tem um zero arbitrário.

Dados de razão. Valores produzidos por escalas que designam um número para representar categorias ordenadas de maneira racional, caracterizadas por intervalos iguais entre os números e por possuir um zero verdadeiro. Por exemplo, a idade tem um zero verdadeiro.

Dados discretos. Valores qualitativos que ocorrem em extensão finita ou limitada. Os dados discretos são produzidos em escalas nominais, as quais designam um número para representar características de pessoas ou coisas. Os números designados para as respostas têm valor qualitativo, não quantitativo.

Dados ordinais. Valores produzidos por escalas que designam um número para representar categorias, cuja característica é o fato de serem organizadas em uma ordem que tenha alguma lógica, como de baixo para cima.

Defensor da mudança (*change champion*). Clínico reconhecido, cujo conhecimento é valorizado pelos outros clínicos. A utilização de defensores da mudança é uma estratégia para promover a adoção de uma inovação pelos profissionais da saúde. Um defensor da mudança tem papel ativo na liderança de todos os passos da prática baseada em evidências e age como um modelo da nova prática.

Desenho de pesquisa. Plano com a descrição de todos os aspectos do estudo, incluindo os dados a serem coletados, os instrumentos para coleta de dados, o plano de coleta de dados, a intervenção (quando o estudo é um experimento), as estratégias para assegurar a consistência na implementação da intervenção e as estratégias para o controle das variáveis de confusão.

Desvio-padrão. Medida de variação das observações ou dos escores da média da variável.

Efeito adverso. Efeito do cuidado de saúde no paciente que causa, ou tem potencial para causar, aumento na morbidade ou na mortalidade. Os profissionais da saúde esforçam-se para prevenir os efeitos adversos.

Evento-sentinela. Evento adverso com consequências tão graves que todos devem fazer um exame minucioso em busca das causas a fim de prevenir ocorrências futuras.

Grupo experimental. O grupo que recebe a intervenção em um estudo experimental.

Grupo-controle. Grupo de participantes do estudo que, em um experimento, não recebe a intervenção. Esse grupo recebe o tratamento ou o cuidado usual, um placebo ou uma intervenção alternativa.

***Guideline* de prática clínica (GPC).** Documento que apresenta as recomendações para a prática com base em revisões sistemáticas das evidências disponíveis.

Hierarquia de evidência. Lista de evidência em ordem decrescente de força da evidência, com base no rigor da pesquisa e em outra evidência.

Indicador. Informação sintetizada em um número, utilizada para mensurar a evidência de alcance de um padrão da prática. Pode ser chamado de indicador de qualidade. Um indicador de processo mensura uma ação especificada pelo padrão da prática, e um indicador de resultado mensura um efeito desejado ao ser satisfeito um padrão de prática.

Líderes de opinião. Clínicos reconhecidos, cujos conhecimento e opiniões são considerados valiosos por outros clínicos. A utilização de um líder de opinião é uma estratégia para promover a adoção de uma inovação pelos profissionais da saúde.

Magnitude de efeito (*effect size*). Força da relação entre as variáveis que pode variar de pequena a grande. O poder para detectar o efeito de uma intervenção depende da magnitude do efeito e do número de participantes. Quanto menor a magnitude do efeito a ser detectada, maior deve ser a amostra.

Média. Soma de todas as observações ou dos escores de uma variável medida, dividida pelo número de observações ou de participantes.

Melhoria de qualidade. Abordagem sistemática para monitorar e melhorar os sistemas a fim de atingir melhores resultados.

Metanálise. Tipo de revisão sistemática que inclui a combinação estatística de pelo menos dois estudos para produzir uma estimativa única do efeito de uma intervenção ou de um resultado.

Monitoramento contínuo. A medida e avaliação periódica dos indicadores de qualidade do processo e dos resultados. Os indicadores de custo do cuidado também podem ser periodicamente monitorados e avaliados. O monitoramento contínuo permite seguir e acompanhar o desempenho, bem como identificar as oportunidades para outras melhorias nos sistemas.

Padrões da prática. Declarações que descrevem o nível de prática ou desempenho esperado em saúde que são utilizadas para avaliar a qualidade da prática.

Pesquisa. Busca sistemática e com rigor científico para construir uma base de conhecimento.

Pesquisa qualitativa. Estudo de fenômenos humanos com o uso de metodologias holísticas que incorporem as influências do contexto.

Pesquisa quantitativa. Pesquisa que descreve em profundidade um conceito, apresenta dados sobre a incidência de um problema ou complicação de saúde, identifica associações entre as variáveis, examina diferenças entre grupos ou épocas, identifica preditores de um resultado ou avalia a eficácia de uma intervenção.

Poder. Habilidade de um desenho de pesquisa para identificar relações entre as variáveis medidas.

Prática baseada em evidências (PBE). Tomada de decisão clínica com base no uso simultâneo da melhor evidência, do conhecimento clínico e dos valores dos pacientes.

Relatórios de comitê de especialistas. Declarações consensuais, baseadas sobretudo na experiência clínica dos membros do comitê, mas que também podem se basear em evidência científica.

Relatórios de pesquisa. Relatórios escritos que descrevem uma pesquisa original, seus achados e as recomendações para a prática, se houver.

Reprodutibilidade. Critério de confiança que indica se um estudo qualitativo pode ou não ser replicado por outro pesquisador. Para satisfazer a este critério, o relatório do estudo qualitativo deve fornecer uma descrição suficientemente detalhada do desenho da pesquisa, dos procedimentos utilizados na coleta e na análise dos dados e uma análise crítica da forma como a metodologia da pesquisa foi implementada.

Revisão sistemática. Análise crítica, utilizando metodologia rigorosa, de pesquisas originais identificadas por uma busca de literatura bastante abrangente.

Seleção randomizada. Seleção de participantes de um experimento para o grupo experimental ou para o grupo-controle ao acaso, como ao utilizar uma tabela de números aleatórios. A seleção randomizada ajuda a controlar variáveis de confusão, aumentando o rigor do experimento.

Sessões ou reuniões educativas. Estratégia para promover a adoção de uma inovação pelos profissionais da saúde. O uso de sessões ou reuniões educativas envolve a apresentação e a discussão das evidências das melhores práticas com os profissionais, além de encorajá-los a utilizar a informação na prática.

Significado estatístico. Medida calculada estatisticamente do significado da magnitude do efeito ou de uma relação. O significado é descrito como probabilidade ou valor p. O valor tradicional de significado utilizado na maioria dos estudos é $p < 0,05$. Um $p < 0,05$ significa que, em apenas 5 de 100 vezes, um efeito ou uma relação seriam detectados em decorrência do *acaso* em vez de por ser um efeito ou relação verdadeiros.

Síntese. Resumo do estado de conhecimento atual de um tópico que foi o foco de uma revisão de literatura. Esse resumo é o que há de mais atual na ciência sobre o conhecimento pesquisado.

Stakeholders. Pessoas que têm interesse no resultado de uma prática de saúde. Entre os *stakeholders** estão os pacientes e suas famílias, os profissionais da saúde, os líderes do sistema de cuidados de saúde e outros trabalhadores do sistema de saúde.

Tópico de avaliação crítica (*critical appraisal topic* – CAT). Resumo estruturado de um artigo de periódico médico preparado por um revisor do trabalho.

Transferibilidade. Critério de confiabilidade que considera o quanto os achados de um estudo qualitativo podem ser aplicados em outros locais. Em razão de os achados dos estudos qualitativos serem bastante dependentes do contexto no qual o estudo foi conduzido, o relatório da pesquisa precisa conter uma descrição completa dos fatores contextuais que influenciaram os achados, para que os leitores possam julgar o potencial de transferibilidade dos resultados para seu próprio local de trabalho.

Utilização da pesquisa. Uso deliberado e sistemático de uma pesquisa para melhorar a prática clínica e os resultados dos cuidados de saúde.

Validade do instrumento. O grau de mensuração do conceito por um instrumento.

Validade externa. Aplicabilidade dos achados do estudo a outros locais e populações para além do local do estudo; também conhecida como generalização. Depende muito das características da amostra do estudo e do quão representativos são os participantes da população em geral.

Validade interna. O quanto uma inferência pode ser feita de modo que a variável independente, como uma intervenção, influencie a variável dependente.

Variável de confusão. Variável diferente da variável independente, podendo influenciar tanto a variável dependente como a independente, confundindo a interpretação dos resultados.

---

* N. do T. *Stake* = interesse, participação, risco; *holder* = aquele que possui.

Variável dependente ou resultado. Variável para a qual o pesquisador deseja identificar preditores ou influenciar com uma intervenção.

Variável independente. Variável que se acredita produzir uma alteração na variável dependente. Uma intervenção é um tipo de variável independente.

Votação múltipla. Ferramenta estruturada de trabalho em equipe para a votação em tópicos já denominados, com o objetivo de selecionar um deles como o foco de um projeto de prática baseada em evidências.

Índice

Os números de páginas seguidos de *f* indicam figuras e os números de páginas seguidos de *t* indicam tabelas.

A

Acreditação
　organizações de cuidados de saúde, 18-21
　programas educativos para, 6

AgeLine, 153-4

AGREE (*Appraisal of Guidelines Research and Evaluation*) instrumento, 117-30, 129*f*

American Association of Colleges of Nursing, 18-9

American Association of Critical – Care Nurses (AACN), 16-7

American Nurses Association (ANA)
　Código de Ética de Enfermagem, 14-6
　National Center for Nursing Quality, 73-5

American Nurses Credentialing Center (ANCC), Magnet Recognition Program, 16-7

Análise de conteúdo, 108

Auditoria e *feedback*, 198, 235

Aulas ou encontros educativos, 200-1, 240

Avaliação crítica, 116-7, 117-33, 235
　CATmaker para, 117-30, 130-3
　de *guidelines* de prática clínica, 117-30, 129*f*
　de pesquisa qualitativa, 123-5*f*, 162-3, 175-7*f*
　de pesquisa quantitativa, 118-9*f*, 120-2*f*, 126*f*, 161-2, 172-8*f*
　de revisões sistemáticas e metanálises, 127-8*f*, 161, 168, 169-72*f*, 171-8
　instrumento AGREE para, 117-30, 129*f*

B

Benchmarking
　definição, 235
　em relação à literatura publicada, 74-5
　formal, 72-5
　informal, 72-3

Biblioteca Cochrane, 97-8, 155-6

BioMed Central, 153-4

Brainstorming, 55-7, 56-7*f*, 235

Busca acadêmica, 153-4

Busca de literatura
　bases de dados eletrônicas para, 98-9, 133-8, 153-6
　logs para, 136-8, 137*f*, 139-40*f*
　tutoriais, 164

C

CATmaker, 117-30, 130-3

Centre for Evidence-Based Medicine, 117-30

Centros para serviços Medicare e Medicaid, iniciativas de qualidade, 72-4

Classificação das Intervenções de
Enfermagem (NIC), 81-2

Classificação dos Resultados de Enfermagem
(NOC), 82-3

Colaboração Campbell, 97-9

Commission on Collegiate Nursing
Education (CCNE), 18-9

Comparação em hospitais, 73-4

Confiabilidade, instrumento, 235-6

Confiabilidade, pesquisa qualitativa, 108-11, 239

Confirmabilidade, pesquisa qualitativa, 109-10, 236

Confusão, aguda *versus* crônica, 80-1

Conjunto de Informações de Resultados e Avaliação (Outcome and Assessment Information Set — OASIS), 72-3

Consistência interna, confiabilidade da, 235-236

Controle de qualidade estatístico, 22-3, 236

Credibilidade, pesquisa qualitativa, 108-10, 236

Critical Appraisal Skills Program and Evidence-Based Practice — CASP, 161-2

Cuidado excelente ao paciente
acreditação de organização de cuidados de saúde, 18-21
considerações éticas, 13-6
definição, 14-5
enfermeiros assistenciais e, 15-6
fatores do nível do sistema no, 17-8
fatores do nível individual no, 25-7
fatores do nível organizacional no, 24-6
iniciativas de políticas, 20-2
licença de profissionais, 17-9
líderes da divisão de enfermagem e, 15-7

melhoria de qualidade, 22-4
organizações profissionais de enfermagem e, 16-8
prática baseada em evidências, 24-5
programa educativo acreditação para, 18-9
utilização de pesquisa, 23-5

Cumulative Index of Nursing and Allied Health Literature (CINAHL), 98-9, 155-6

D

Dados
contínuos, 64-5, 236
discretos, 59-64, 237
ordinais, 64, 237
razão, 64-5, 237

Declarações de objetivos, 83-4

Declarações de posicionamento, 99-100

Defensor da mudança, 199-201, 237

Demings, W. Edward, 22-3

Desenho quase-experimental, 105-6

Desenhos descritivos comparativos, 105-6

Desenhos descritivos correlacionais, 105-6

Desenhos descritivos exploratórios, 106-7

Desvio-padrão, 237

Diagnósticos de Enfermagem de NANDA, 80

Donabedian, Avedis, 23-4

E

Efeito adverso, 237

EMBASE, 155-6

Ensaio clínico randomizado, 105-6

Escalas de valor, 64-5

Escalas intervalares, 64
Escalas nominais, 59-64
Escalas ordinais, 64
Escolas de enfermagem, acreditação das, 18-9
Estratégia de inclusão, em revisão sistemática, 113-7
Estudos de caso-controle, 105-6
Estudos de coorte, 105-6
Ética na qualidade do cuidado, 13-6
Etnografia, 108
Evento sentinela, 54, 238
Evidence-Based Medicine Toolkit, 117-30, 161-2
Evidência
análise crítica de evidências, 36. Ver também Avaliação crítica
guidelines de prática clínica para, 166-7
pesquisa em, 172-81, 171-7f, 178-83f
revisões sistemáticas de, 168-78, 169-72f
localizar a melhor, 35. Ver também Revisões sistemáticas
bases de dados eletrônicas para, 98-9, 133-8, 153-6
busca na literatura para, 136-8, 137f, 139-40f
dicas para, 136-41, 159
exemplos, 140-4
tutoriais, 164
pesando validade e força, 178-84
sintetizando a melhor, 178-87, 185-6f
tipos e fontes
guidelines de prática clínica para, 94-8, 150-1
hierarquia de força de evidência, 94-5, 95-6f
pesquisa em, 98-9, 157. Ver também Busca de literatura

relatórios de comitês de especialistas, 99-102
revisões sistemáticas de Ver Revisões sistemáticas

F

Fase construcionista, análise de pesquisa qualitativa, 108-9
Fase reducionista, análise de pesquisa qualitativa, 108-9
Fenomenologia, 108

G

Gráfico, 70-1f
Grupo experimental, 238
Grupo-controle, 104-5, 238
Guidelines de prática clínica, 94-8
avaliação crítica de, 117-30, 129f, 166-7
definição, 238
fontes na internet, 150-1

H

HealthSource Nursing/Academic Edition, 155
Hierarquia de evidência, 94-5, 95-6f, 238
Histograma, 58-9f, 67-70, 71-2f
Home Health Compare, 72-4
Hospitais da West Virginia University
programa de pesquisa em enfermagem,
descrição do, 43-6t
testando o Modelo para Mudança da Prática Baseada em Evidências, 36-9

utilização de pesquisa e projetos de mudança da prática baseada em evidências, 41-2t

I

Indicador, 238

Institute of Medicine
definição da qualidade do cuidado, 14-5
missão, 21-2

Instrumento, confiabilidade do, 103-4, 236

Instrumento, validade do, 103-4, 241

Instrumentos de coleta de dados, 58-60, 61-4f, 63f

J

Joanna Briggs Institute for Evidence--Based Nursing and Midwifery, 161

Joint Commission on Accreditation of Health Care Organizations
certificações de doenças específicas, 20-1
história da, 19-21

Juran, Joseph M., 22-3

L

Licença, 17-9

Líderes de opinião, 199-201, 238

Literatura sobre o câncer no PubMed, 153-4

M

Magnet Recognition Program, 16-7

Magnitude de efeito, 102-3, 238

Manejo do *delirium*, 81-2

MDConsult, 155

Média, 238

Melhoria contínua de qualidade, 22-4

Melhoria de qualidade, 22-3, 239
contínua. *Ver* Melhoria contínua de qualidade
controle estatístico de qualidade, 22-3

Metanálise, 97-8, 239

Modelo para Mudança da Prática Baseada em Evidências
estudo de caso. *Ver* Projeto de prática baseada em evidências na insuficiência cardíaca crônica
Etapa 1: avaliar a necessidade de mudança da prática. *Ver* Mudança da prática, avaliação da necessidade
Etapa 2: localizar as melhores evidências. *Ver* Evidência, localiza a melhor
Etapa 3: fazer a análise crítica das evidências *Ver* Evidências, avaliação crítica das
avaliar a viabilidade, os benefícios e os riscos da nova prática, 187-90
sintetizar as melhores evidências, 178-87, 185-6f
pesar as evidências, 178-84
Etapa 4: projetar a mudança da prática. *Ver* Mudança da prática, projetar
Etapa 5: implementar e avaliar a mudança da prática. *Ver* Mudanças da prática, implementar o estudo-piloto
Etapa 6: integrar e manter a mudança da prática. *Ver* Mudança da prática, integração e manutenção
visão geral, 33-5, 34f

Monitoramento contínuo, 239

Mudança da prática. *Ver também* Modelo
 para Mudança da Prática Baseada
 em Evidências
 avaliação da necessidade, 35
 avaliação da viabilidade, dos
 avaliação e implementação, 36
 estudo de caso, 219-22
 desenvolver conclusões e
  recomendações
 adaptar, adotar ou rejeitar a
  mudança da prática, 218-20
 resumos de avaliação, 217-9
 avaliar processos, resultados e
  custos
 acurácia dos dados, 215-7
 análise dos dados, 217-8
 adequação do tamanho da
  amostra, 215-6
 fornecer acompanhamento
  de reforço, 214-5
 implementar o estudo-piloto
  iniciar no tempo estipulado,
  214
 obter *feedback* dos
  stakeholders, 214-6
 integração e manutenção
 benefícios e do risco, 187-90
 comemorar a finalização, 229-33
 comunicar aos *stakeholders*, 224-6
 disseminar os resultados, 232-3
 integrar aos padrões da prática,
  225-7
 monitorar processos e resultados,
  226-32, 230*f*, 231*f*
 coleta de dados internos
 coleta de dados, 58-60, 61-4*f*, 63*f*
 estudo de caso, 58-9
 identificação da fonte de dados,
  58-9, 58-9*f*
 plano de amostragem e tamanho
  da amostra, 64-7
 resumo e interpretação, 66-72,
  68*f*, 69-70*f*, 70-1*f*, 71-2*f*
 tipos de dados, 59-65
 comparação com dados externos
 benchmarking em relação à
  literatura publicada, 74-5
 benchmarking formal, programas
  de, 72-5
 benchmarking informal, 72-3
 cronograma, 52-4, 53*f*
 identificação do problema, 74-8, 76-7*f*
 projetar, 36
 definir mudança proposta
  atributos-chave, 192-3
 desenvolvimento do plano de
  avaliação, 196-7
 identificar os recursos necessários,
  192-5
 piloto, projetar a avaliação do
  estudo de caso, 198-9
 projetar o plano de implementação
  aprovações, 206-7
 estudo de caso, 207-10
 intervalos de tempo, 201-2
 piloto, avaliação, 195
 piloto, preparação do local, 206-7
 piloto, seleção do local, 199-200
 piloto, plano para
  monitoramento da
  fidelidade, 202-3
 plano de *marketing*, 202-5
 responsabilidades e
  planejamento do
  cronograma, 204-7
 variáveis de processo, 192
 variáveis de resultado, 196
 relação entre problema,
  intervenções e resultados
 estudo de caso, 84-6
 desenvolvimento de objetivo, 83-5
 determinação de objetivo sem
  utilizar linguagem padronizada,
  86-9
 identificação da intervenção, 80-2
 seleção do indicador de resultado,
  81-4
 sistema de classificação e
  linguagem padronizada, 78-81
 seleção do problema clínico
 brainstorming e multivotação,
  54-7, 56-8*f*

identificação de oportunidade, 54
stakeholders
  composição da equipe, 51-2
  estudo de caso, 50-2
  equipe responsável, 50-1
  responsabilidades da equipe, 51-4
Iniciativa Premier Hospital
  demonstração, 73-4
Multivotação, 56-7, 57f, 58f, 242

N

National Database of Nursing Indicadores de Qualidade, 73-5

National Guideline Clearinghouse (NGC), 96-7

National Institutes of Health (NIH), Programa de Desenvolvimento de Consensos, 99-101

National League for Nursing (NLN), 18-9

National Library of Medicine Gateway da, 153

O

Oncology Nursing Society (ONS), 16-7

Orientação cognitiva, 82-3

ORYX Core Performance Measures, 19-20, 72-3

P

Padrões da prática, 99-100, 158, 239

Pergunta PICO, 87-9

Pesquisa próxima página

Pesquisa, 23-4, 239
  desenhos, 104-7, 237
  qualitativa. Ver Pesquisa qualitativa
  quantitativa. Ver Pesquisa quantitativa
  relatórios, 240

Pesquisa qualitativa, 239
  abordagens, 108
  análise, 108-9
  avaliação crítica
  confiabilidade, 108-11
  contribuições para a prática baseada em evidências, 110-2
  ferramentas on-line, 162-3
  folha de trabalho de revisão de literatura, 123-5f, 175-7f
  tabela de evidências, 131f, 182-3f
  recursos educacionais, 160
  visão geral, 106-8

Pesquisa quantitativa, 239
  avaliação crítica
    checklist da coleta de dados, 126f
    ferramentas on-line, 161-2
    folhas de trabalho de revisão de literatura, 118-9f, 120-2f, 173-4f
    tabela de evidências, 132f, 178-81f
  desenhos de pesquisa, 104-7
  validade externa, 104-5
  validade interna, 103-5
  visão geral, 101-4

Planilhas de evidências, 130-3, 131f, 132f, 178-81, 178-81f

Plano de amostragem, 64-6

Poder, 102-3, 239

Prática baseada em evidências, 24-5, 239. Ver também Modelo para Mudança da Prática Baseada em Evidências

Programas educacionais para acreditação, 18-9

Projeto de prática baseada em evidências na insuficiência cardíaca crônica
  avaliação crítica
    busca de evidências, 141-4
    dados, fontes e coleta, 58-9, 58-9f, 59-60, 61-4f
    de guidelines de prática clínica, 166-7
    de pesquisa, 173-7f
    de revisões sistemáticas, 169-72f,

171-8
definição das variáveis de processo, estrutura e resultado, 198-9
implementação e avaliação da nova prática, 219-22
integração e manutenção da nova prática, 225-7
pergunta PICO, 87-9
planejamento do estudo-piloto, 207-10
resumo dos conteúdos de evidências, 187-9
orientação baseados em resumos de dados, 66-72, 68f, 69-70f, 70-1f
síntese de evidências, 185-6f, 184-7
sistema de classificação e linguagem padronizada, 84-6
tabelas de evidências, 178-81, 178-81f
avaliação de viabilidade, benefícios e riscos da nova prática, 188-90
declaração de consenso, 99-100

PsycINFO, 155-6

PubMed, 98-9, 153-4, 164

Q

Qualidade do cuidado, 14-5. *Ver também* Cuidado excelente ao paciente

Quality of Health Care in American Project, 9

R

Randomização, 104-5, 240

Relatórios de comitês de especialistas, 99-102, 239

Reprodutibilidade, pesquisa qualitativa, 109-10, 240

Resumos de dados, 66-72, 68f, 69-70f, 70-1f, 71-2f

Revisões sistemáticas, 97-8, 240
avaliação crítica, 127-8f, 161, 168-72f, 171-8
bases de dados para, 97-9, 152
critérios de inclusão, 113-7
estratégia de busca, 113-4
guidelines para condução de avaliação crítica. *Ver* Avaliação crítica
pesquisa qualitativa, 131f
pesquisa quantitativa, 132f
planilhas de evidências, 130-3
questão de pesquisa, 112-4
síntese, 134-5f, 133-6f, 240

S

Scottish Intercollegiate Guideline Network, 161, 161-2

Shewhart, Walter, 22-3

Significado, estatístico, 102-4, 240

Síntese, 134-5f, 133-6f, 240

Stakeholders, 241

T

Tamanho da amostra, 65-6

Teoria fundamentada em dados ou *grounded theory*, 108

Tópicos de avaliação crítica, 98-9, 157, 241

Transferibilidade, pesquisa qualitativa, 109-11, 241

U

University HealthSystem Consortium, 74-5

University of Sheffield, Escola de Saúde e Pesquisas Relacionadas, 159

Utilização de pesquisa (UP), 23-5, 241

V

Validade
 externa, 104-5, 241
 instrumento, 241
 interna, 103-5, 241

Variáveis, 102-3, 241-2

Variável de confusão, 102-3, 241
Variável de resultado, 102-3, 242
Variável dependente, 102-3, 242
Variável independente, 102-3, 242